TRISMUS

MATTHIEU PECK

TRISMUS

Roman

BARTILLAT
2, rue Crébillon, 75006 Paris

www.editions-bartillat.com
978-2-84100-679-3

Trismus. *Nom masculin.* Médecine. *Contraction constante et involontaire des muscles de la mâchoire (ptérygoïdien et masséter), empêche l'ouverture de la bouche.*

PREMIÈRE PARTIE

La jeunesse est une chose qui vous abandonne aussi subitement que la beauté. On ne choisit pas ce moment. On le subit. On cherche à le contredire. Quoi qu'on y fasse, la réponse est toujours la même. Ça ne concède rien, la jeunesse. On peut y abandonner tout son être, ne jamais hisser drapeau blanc – absolument jamais ; ce n'est pas pour autant qu'elle ne vous laissera sur le côté de la route, un jour ou l'autre, comme une idylle dont on parle au passé.

On dit d'abord qu'elle est sublime. Étape charnière. Quand il arrive, on en a déjà laissé passer un bout de ce festin. Les plats se succèdent. Se dévorent à pleines dents. Puis vient ce moment où la vaisselle ne revient plus. Où les restes pourrissent. Où l'estomac se rétracte pour oublier de brûler les graisses.

Elle est pareille à un trismus, cette jeunesse. Les mâchoires se serrent sur elles-mêmes. Les dents claquent. Tentent coûte que coûte une dernière incision. Non. Le trismus s'est refermé sur vous. La mastication est cher payée, désormais, et l'on se souviendra toujours de ces périodes où on les ouvrait bien grands, ces muscles masséters ; où la vie s'avalait, se rongeait, se déglutissait – où l'on pouvait faire ce que l'on veut de nos corps, hurler nos futurs, nos ambitions, écrire, manger, boire, laisser le noir aux autres.

Il vient donc, ce jour. Il rampe, longe, monstre taciturne, sous les lunes, les lumières, les asphaltes et leurs cent pas. Il rampe, toujours. N'attend personne. Soudain la tenaille du temps nous demande de nous taire une fois pour toutes. Soudain l'existence se résume à les regretter, ces mille jambes devant l'autre, ces ambitions enfouies – ces jours précis où la vie semblait permise.

Heure zéro

Faubourg Saint-Denis. Une petite pièce pour apprendre le karaté et retrouver les kidnappeurs de ma famille – pour aller au claque et acheter un caillou – j'ai le ventre vide depuis vingt-quatre heures c'est pas croyable. Qu'est-ce qu'on peut bien y faire à ce fatras, je me dis toujours. Ce n'est pas pire qu'ailleurs. Pas besoin de boule de cristal. Suffit d'hisser les voiles, réduire le champ de vision au possible et vite. Rester dans son petit axe suffisant et étriqué.

La guerre c'est la guerre, je me disais plus tôt. J'en avais marre, d'abord, de la boue généralisée, des corps pleins de talent qui s'étouffent, s'asphyxient. Où m'étais-je rendu ? Pourquoi ? J'avais passé la nuit dans un de ces moments que tout le monde a connu plusieurs fois, sans savoir quel bras bouger, quelle jambe faire tanguer, quel mot lancer dans la station d'épuration du moment inutile.

J'étais donc là au milieu de l'informe à considérer cet échiquier rouillé de la vie sociale, je suis ça je gagne tant, à me dire que les aléas ne sont pas glorieux, des foutaises, mais le monde est seulement plein d'aléas justement et d'aléas pas grandioses. Le genre de situation honteuse à raconter. C'est une chose dans l'air du temps que les péripéties de la nuit, voici ce que sont les voiles, les astres, les lumières sous le noir et le jaune et le gris. Rien d'original dans la torpeur que l'homme s'inflige à lui-même – qu'on ne nous fasse pas le coup de la modernité.

*

J'étais rentré chez moi non sans peine, cette nuit-là. Les sphères terminaient leurs circonvolutions. Peut-être les commençaient-elles. Prisonnier de mes songes semblables à des lueurs sans rayons. À des sarbacanes essoufflées. Je suis monté au dernier étage de mon immeuble, là où personne ne vient jamais inspecter les moisissures. Dans mon fauteuil enfin, tous mes nerfs aplatis contre le cuir ancien, les mains posées sur les carrefours de mes jambes. Puis ce concert analogue : le petit matin, un bruit qui colle par-dessous les planchers. Les roues d'automobiles crissent comme des dos d'esclaves. Quelques sirènes sans plages, gonflées de halos, pourchassent ceux qui ne trouvent plus leur chance.

Plus tôt, il n'était pas tard rue de l'Échiquier. Je passais un moment commun à me dire que j'écrirais quelques brouillons en rentrant. Wesley et moi débattions, coûte que coûte et à notre habitude. « Ne me fais pas le coup de disparaître », il m'a lancé.

– Qu'est-ce que tu veux dire ?

J'ai vu s'abattre sur moi les ténèbres, le feu du regard de celui connaissant ces élans qui nous renvoient subitement chez nous. Les nuits ressemblent à des consignes d'aérogare. Ça et là sont entreposés certains amours, certains caprices, des nuées de vices et d'existences inavouées. Des casiers minutieux amassent les mondanités délicates, les dîners j'estime-que, les passions à rubans, les rêves cathodiques, les mains tendres que l'on voudrait serrer et les regrets d'avoir regretté. Les cadenas ne sont pas si tenaces. Il faut jouer de la serrure d'un homme pour y voir à l'intérieur. Certains mystères sont passionnants, d'autres moins. Beaucoup ne le sont pas du tout, cela va de soi.

Pour une fois quelqu'un s'était dévoué à payer son Uber, on te remboursera bien sûr, et le monde aurait trop tourné d'ici là, et le ciel aurait fermé les yeux pour n'y voir qu'un smog d'haleines. Je boirais bien quelques verres avant de me diriger chez moi.

Il ne me reste presque rien d'autre de cette foire.

*

Au réveil j'ai oublié de quel côté la terre avait choisi de poser son sol. Dans mes rêves, quelqu'un avait laissé sa main autour de mon corps, rien d'autre qu'une lumière moite sur le parquet flottant.

Je me sentais mal, brûlé au milieu de l'incendie. Cette sensation ? Il aurait fallu que les menhirs entiers du désarroi s'abattent sur moi, que les colères des ancêtres se transforment en pluie incessante, que sous les ongles s'abritent les aiguilles, que la chair s'ouvre, se déploie, que l'on imagine les atrocités, les géhennes, la terreur du destin qui s'effondre.

Dehors l'automne hurlait la faillite du bleu. À croire pourtant que l'été en avait encore au fond des tripes. Il criait, le bleu. On l'entendait se débattre dans les strophes grises. Le temps de revenir à moi, ce fut comme si j'avais vu toutes les saisons défiler en roue libre derrière la panoplie des hommes. Ç'aurait pu être une belle journée. Une de celles où l'on traverse la ville par-dessus le fleuve en serpentin de la Seine. De celles où rien ne presse, où tout s'éteint sans laisser de souvenir autre que celui d'avoir été puis voilà.

Au lieu de ça j'ai buggé sur un moucheron qui passait.

*

Sur le trousseau de ma vie, je traîne les petites amulettes de ma mémoire. Perspectives autodétruites, amitiés paralysées, amours provisoires. Le métal des fluides s'agite ensemble, claque au fond des poches de mes souvenirs. Ce bruit est rassurant. Lorsque je ne l'entends plus, je m'inquiète et tâte les reliefs de mon pantalon. Il m'est déjà arrivé d'en perdre quelques-uns, de ces haillons. Alors, aucun moyen de remettre la main dessus. J'attends toujours le serrurier qui ouvrira les coffres de l'oubli. Pour patienter, j'ai figé mon existence dans les révélateurs des villes où grouille un défilé d'heures sanglantes, de journées assassines.

Qu'avais-je fait ? Suivre le sentier, coûte que coûte, suivre le sentier de l'énième dérive. J'ai forcé le cortex à manœuvrer ; j'ai bricolé de la bribe, de la pure, de la non consentante.

Au bar, je m'en souviens, Elliott m'avait questionné : pourquoi n'étais-je pas venu hier, ils avaient pu pousser jusqu'à dix heures et avaient ramassé des billets à en faire pâlir Zeus en pluie d'or. Le filon était bon et les gens sont vraiment des monstres aplatis de bêtise. Payer des cannettes dix sacs ne les effraie pas plus que de s'envoyer du rhum Charrette dans des gobelets plastique. Le coup de marketing était génial. Depuis quelque temps, Elliott et Wesley organisaient des fêtes aux quatre coins de la petite couronne. On parlait d'eux dans tous les magazines, sur les sites spécialisés, de *Resident Advisor* au *Monde*, comme le binôme qui révolutionne la nuit parisienne. Pas de publicité pourtant. Rien d'autre qu'un nom : *Fusion*.

Le bouche-à-oreille avait tracé dans l'horizon des insomnies monumentales et les gens faisaient la queue pour y mettre un pied dans leur marée de décibels. C'était beau – érotique. Le succès a ce goût un peu sucré, sans doute. Ça ne m'émoustillait pas plus que ça, mais j'étais souvent présent. Avec ce qui se passait à Paris ces derniers temps, c'est-à-dire pas grand-chose, on ne pouvait pas leur enlever le mérite de remettre le cadavre en vie.

Elliott portait son sweat à capuche noir. Je m'en souviens car c'est celui qu'il porte dans les grands soirs de vagabondage, avec des poches pratiques, et puis l'anonymat, mon vieux, tout ça n'a pas de prix qu'il disait. Je n'en avais franchement pas grand-chose à tisser, des soirées il y en a tous les soirs et, voilà, je ne voulais pas être de ceux qui se réveillent à trente ans la tête fripée dans le rétroviseur et la route toute dévorée d'ombres à l'arrière. Cette fois je n'avais pas pu, lui-avais-je dit, je devais travailler, c'est-à-dire réfléchir aux arômes à venir de mon existence.

– En tout cas tu as raté Simon dans un bel état.

– Simon était là ?

– Il arrivait tout juste de l'aéroport. Tu aurais vu sa tête, je crois qu'il a encore abusé.

J'ai répondu que j'aurais bien des occasions de le voir Simon après tout, que s'il était rentré c'était a priori pour ne pas repartir aussi vite que les rêves se dévorent dans le festin cannibale. L'amitié véritable se moque des temporalités. Elle est cette goutte de campagne sur le cœur. La peau qui frémit légèrement. Quelque chose de sensible et tiède ; dont le sublime apparaît une fois le moment éteint. Et puis, le monde s'ennuie à tourner. Toujours rien d'autre que ça : dessus, dessous, dessus, dessous. Cet homme devrait se présenter, celui capable de nous abandonner, une fois pour toutes, à un point fixe.

Depuis le temps de son absence, Simon devait avoir des choses à me raconter. Bizarre qu'il ne m'ait pas appelé. Je revois la scène : j'étais d'humeur à boire, pas autre chose, mais aussi d'humeur à ne voir personne. L'équation devait se résoudre et j'ai donc décidé de rejoindre le XIe.

Tout cela n'est pas glorieux que voulez-vous. Essayer de s'en tirer. Essayer d'esquiver cette drache qui fauche, cette pluie lourde qui éteint. De la boue dans les méninges. Pas de Rangers pour arranger le coup, ça non, seulement nos propres idées autodétruites dans les tentatives et puis ce qui se passe autour, c'est-à-dire tout et puis rien surtout.

Voilà, surtout rien.

Morceaux de Marceau Musilo

Ce satané tram. Cet engin de la mort n'arrive jamais. Depuis le fond de Drancy, les choses sont tout de suite plus compliquées. La moindre des choses. Il faut d'abord marcher vingt-cinq minutes. Attendre l'arrivée du wagon bondé sur cette place où la pluie du monde se concerte. Les huit arrêts sont fastidieux. Leur nom ressemble à une musique dont on voudrait oublier les paroles. Les rails, à quoi servent-ils ? Ils filent comme la route, toujours coupés par les voitures et leurs klaxons. Fils de roulotte, mendiant, les mêmes insultes encore.

Il n'y a rien à faire dans ces trains. Les téléphones rendent fou. Le journal, à la limite, mais le *20 minutes* parle toujours de la même chose. Le tram. On ne peut y échapper. Telle une formule mathématique : mouvement est égal à lui. Une voiture, non merci. Elles teignent l'âme en gris, vous soutirent la dernière chose disponible en ce monde – la liberté de tergiverser les mains libres. Assis, encore, sur les mêmes sièges tagués par les gamins avec leurs gros marqueurs comme des épées contre l'époque. Été ou hiver, les passagers y transpirent leur angoisse, leur impatience et leur hâte d'en finir. Attendre La Courneuve. Là-bas, descendre enfin. Prendre la ligne 7. Direction Mairie d'Ivry. Maintenant, il n'y a plus qu'à espérer réglées les pannes de la veille. Au moins jusqu'à Gare de l'Est. Oui, pense-t-il, au moins jusqu'à Gare de l'Est.

Le chemin, Marceau Musilo le connaît. Le changement dans la gare ne vaut pas le coup. Trop de marche, souvent de l'attente – ces minutes qui clignotent jaunes comme le tourment. Tout cela pour un arrêt. La route extérieure d'ailleurs n'est pas désagréable. Le terre-plein d'abord, l'armée de bus en file indienne et le personnel qui râle son envie d'ailleurs. Marceau salue parfois des chauffeurs. Dommage qu'ils ne soient pas là plus tard, eux. Ce ne sont jamais les mêmes sur le chemin du retour – ils fument leurs mégots en le regardant comme un animal. Le boulevard Magenta est un caniveau de fange à ciel ouvert. Les engins humains ne sont pas bien huilés, mal entretenus. On se traîne, alors. On se baisse parfois pour ramasser quelques lueurs égarées. Il le connaît, lui, ce boulevard, et il l'assurerait à qui veut l'entendre : les marécages de la capitale se côtoient ici, entre le square Alban Satragne et le parking Indigo.

Ils ont fière allure, avec leurs pipes et les cailloux qu'ils crachent en nuages effrayés. Marceau salue de loin en allant au travail – il n'a jamais le temps de s'arrêter. Les pauvres, ils dorment dans ce petit jardin où les rats copulent la nuit tombée. Ces bêtes n'ont peur de rien, elles sont le diable. Un jour, il prendra le temps de leur expliquer comment s'en débarrasser. Les éradiquer. Pour peu que l'occasion se présente, il n'hésiterait pas une seconde. Il n'y aurait pas de chefs d'états-majors, de conseillers et de vice-président. Il aurait le courage, lui, d'appuyer sur le bouton de non-retour – le bouton de l'extinction.

À peine un salut de loin, comment ça va, Marceau, oui, bien sûr. Par l'affirmative les choses sont toujours simples. Plus loin, c'est autre chose. Ce sont les Indiens qui font la loi avec leurs sons qui se roulent les uns sur les autres.

Les couleurs, aussi. C'est une affaire de couleur que leur culture. Ils aiment comme lui l'orange, le jaune qui lui rappelle son enfance. L'Afrique. Ses parents. Les Indiens sont bien. Ceux de la cuisine sont un peu sectaires pense-t-il parfois, mais les Indiens n'ont rien à voir avec les Maghrébins qui hurlent avec leurs cannettes de 8.6 à la main. Eux se battraient contre leur propre reflet. Marceau n'aime pas avoir affaire à ces hommes-là. Parlez-leur de fleurs, ils leur trouveront une religion. Mentionnez le cœur, ils lui trouveront une couleur. Ils sont arabes. Non parce qu'ils sont nés là-bas – non. Ils sont arabes parce qu'ils ont décidé de l'être. Tout le malheur du monde s'amasse sur leurs épaules, voyez comme la charge est lourde. Passez votre chemin, mes amis, et je passerai le mien. Depuis longtemps la manœuvre est réglée et depuis longtemps ils ne l'abordent plus lorsqu'il revient, seul, le poids de sa fatigue au fond des chaussures.

À l'aller, le chemin est amical. S'en aller plus bas, plus proche de Chez Marcel, en faisant une halte Cour des Petites Écuries, là où les employés de plonge et de nettoyage se rejoignent pour se saluer, chaque soir, inlassablement.

Les patrons respectifs sont bien connus. Marceau trouve que celui-là, le nouveau, se plaint trop volontiers du sien. Il n'est pas mal loti, pourtant, et il paierait cher, lui, pour terminer à trois heures du matin plutôt qu'à six. Tu sais, Marceau, les métros sont fermés quand je sors, je dois attendre dans la rue, les bus n'arrivent jamais. Mon ami lui avait-il dit, arrête de te plaindre, fais-nous honneur et relève la tête. Bien sûr que Marceau est apprécié. Il n'est pas le plus vieux, mais pas loin – l'âge bricole en sa faveur. Et puis c'est une tribu que les agents d'entretien. Il y a les patriarches, les sous-chefs et les novices. Un jour ou l'autre chacun a d'ailleurs droit à son petit bizutage. On l'emmène chez Denise, rue Blondel. Elle a plus les beaux seins du quartier, paraît-il, et Marceau ne dénierait pas – il n'avouerait y avoir pris goût. Un jour, il en était persuadé, elle le verrait pour autre chose que les petites coupures qu'elle demande toujours. Un jour, elle s'apercevrait que Marceau lui offre ce que d'autres sont incapables de sécréter – un peu de chaleur, de la vraie.

Les chiens, ils n'ont jamais fini de le charrier. Marceau est intraitable. Dératiseur. Lui, c'est un dératiseur, et non pas le larbin, comme vous autres. Marceau lui disait-on, tu sais que l'on t'apprécie, mais tout le monde sait que tu fais avant tout le ménage, comme nous précisément – et que d'ailleurs ton patron a sa réputation de raton avait lancé un autre. Huit ans qu'il s'y rend chaque soir, Chez Marcel, ne sait-il mieux ce qu'il y fabrique ?

Depuis longtemps Marceau ne s'était jamais plaint. Le travail c'est le travail, point.

Les rites de Wesley & Couteau

Toujours est-il que les heures qui ont suivi n'ont pas été les plus glorieuses de mon existence. J'ai assommé les secondes avec le gourdin de la chaleur rescapée, j'ai bu dans l'horreur comme à la fontaine de jouvence, j'ai dégluti la haine, le chariot du regret, les balafres de tout ce qui a été perdu – j'ai pensé à mille vies pires, mille vies horribles, le supplice des guerres, à la déception d'un destin qui s'échappe. T'es vraiment qu'un crétin, tu nous fais honte, mais qu'est-ce que t'as fait abruti, il y avait au moins six ou sept autres *moi* là-haut et ce n'était pas la fête où tout le monde vous embrasse, c'est le moins que l'on puisse dire. J'ai jeté mon front tout entier contre un mur, creusé des trous dans les rigoles du désarroi, tenté de fuir, liquide, ce nauséabond regret qui terminait de respirer.

Il était quoi, déjà treize heures, et je n'avais rien fait d'autre que d'abandonner mon crâne au milieu d'un barbelé. Dans ma propre misère, l'idée de passer des coups de fil ne m'a pas traversé l'esprit – c'est ta faute, pauvre primate, tu oublies tes jours comme un condamné au silence – quand tout d'un coup mon téléphone s'est mis à remuer sur le plancher.

– Allo ?

Il faut croire, hélas, qu'il ne restait plus grand-chose de cette fierté technologique.

– Y'a quelqu'un ?

Le désastre a ça de particulier qu'on ne sait jamais comment l'amadouer. J'avais bel et bien tout détruit chez moi quand, soudain, une bouteille de vin consignée du Baron Rouge est apparue. Ça devait être un signe du destin, oui, ou simplement le témoignage de mon respect pour l'essence. Le Baron Rouge, j'avais bien dû y croiser quelqu'un hier soir. J'y passerai, c'était une bonne idée, l'utile à l'agréable, côtes-du-Rhône s'il te plaît – tu as mauvaise mine aujourd'hui.

Tu m'étonnes. Un autre, s'il te plaît.

*

Idiot que je suis ça n'ouvrait seulement qu'à dix-sept heures. Je me suis pointé pour rien mais j'allais déjà mieux. Magique que de marcher dans les rues quand le monde ressemble à une massue – ce buvard qui vous tamponne les ventricules. Le ciel avait terminé ses parades, passion blafarde, mais avec un minimum d'imagination il pouvait toujours paraître à la première échelle du bleu. Quelques types m'ont hélé, Léo ! mais j'ai fait comme si je n'entendais rien et je me suis dirigé vers chez Wesley.

Pernety. Wesley habitait du côté de Pernety. Ça faisait un sacré chemin pour ceux qui ne tolèrent pas le métro et j'étais plutôt d'humeur vagabonde. J'ai fusé par le sixième, Luxembourg et tous ces temples abstraits de savoir, le temps que j'avais passé ici, mon Dieu, je le voyais empilé comme des montagnes dans une bibliothèque – voilà ce qu'il te reste à lire avant de partir et moi qui crie je vous en prie, je suis innocent.

Arrivé du côté de Montparnasse j'ai dû faire une halte car je me sentais soudain mal à nouveau. Monsieur désire ? Je n'avais pas choisi le dernier des bouges et je l'ai vu directement au ton de mascarade que le blouson blanc m'a servi. Pas de café, mon cœur est encore trop sur les dents, comprenez, et l'alcool non, merci – la marche m'avait porté conseil, il était hors de question que je remette ça comme si de rien n'était. Dans les mauvaises passes, l'eau-de-feu est un ami menteur. Ça vous tape sur l'épaule, ensemble c'est pour la vie, et se volatilise au premier virage un peu technique. J'ai pris un coca avant de me rendre compte que ça résonne toujours à l'intérieur. À ce prix-là autant se faire plaisir et, si les douves sont du même appareil, je suis parti régler quelques délicatesses. Y'avait des lustres comme on en fait plus chez les grands-parents, des mosaïques sobres et un séchoir plus silencieux que mes espoirs. Mon reflet était toujours le même, lui, sauf que j'avais l'air parfaitement ahuri et franchement inculte. J'aurais pu le repasser, ce costume, mais ce n'était pas le jour et je suis resté là, une minute insurmontable, comme ces misérables qui descendent avec leur brosse à dents planquée dans le caleçon. Arrivé dans le quartier de Wesley toujours la même impression, faut vraiment être timbré pour vivre dans ce quartier de fleuristes, et puis je suis monté.

Voilà un immeuble des années soixante-dix. De grands miroirs d'ascenseur pour se féliciter sur le trois-pièces italien. Les couloirs type panoptique et les peintures qui se demandent si le goût n'a pas déménagé. C'est son père qui l'avait dégoté, il y a de ça presque quarante ans, et le plan HLM se refourguait de père en fils et de fils en *airbnb*. À quatre cents euros le loyer contre quatre-vingt-dix la nuit, on pouvait dire merci aux touristes en sandalettes et l'équation était vite résolue – adieu, SMIC. Wesley n'avait pas été sot, avait continué la musique à côté des soirées qu'il organise. Les choses commençaient à tourner rapide mais je ne pouvais m'empêcher de penser à ceux qui s'occupent des HLM à la mairie, qu'on ne fait pas mieux dans le genre tri sélectif.

– T'aurais pu appeler, qu'est-ce qui t'amène ?

Wesley n'avait jamais fait de son abord un domaine de prédilection. C'était en quelque sorte sa marque de fabrique. On ne savait vraiment s'il sortait d'une nuit de sommeil ou s'il en était à son quatrième jour de fête. Une éternité, tout juste, que je n'étais pas venu dans son appartement, et c'est vrai qu'on s'y retrouvait. Du blanc, du blanc encore et du blanc du sol au plafond – rien que des fenêtres sur toute la banlieue sud. À part ça il y avait deux ampoules sans abat-jour, un tapis de twister accroché au-dessus du lit et une cuisinière importée d'un film muet.

– Qu'est-ce qu'on a fait, hier soir ?

– Comment ça, *on* ? On s'est à peine croisé.

Je suis resté sceptique une seconde.

– Ah j'ai dit un peu froidement, c'est étrange, j'ai l'impression que quelque chose ne va pas.

Des embrouilles il en arrivait aux deux tiers du globe au moins et chaque jour. Tout est relatif j'ai pensé et j'ai pris sur moi pour ne pas me soustraire immédiatement. Je lui ai raconté que ça n'allait pas fort, que l'amour éteint devait avoir cette amertume, le matin. Il m'a répondu que ça sentait le soufre cette ville parfois, l'allumette bon marché, et qu'il n'y avait qu'à s'extraire quelque temps, imaginer d'autres lendemains. Que tout le monde y passait, tu sais, que ce n'était rien d'autre qu'une histoire de degrés. L'abandon qui se prend les pieds dans les tapis du cœur.

– Un seul être vous manque et c'est le monde entier qui s'en fout.

Aussitôt nous nous sommes retrouvés en bas, lui avec son jean délavé et son t-shirt A-C-I-D ©, moi les traits décapés dans un ensemble bleu marine taché derrière les genoux. Il m'a dit viens, il ne pleut pas encore profitons-en, j'ai acquiescé et on s'est dirigé vers Odéon avant que je ne me rende compte que l'on était déjà rendus – là, au chinois de la rue de Buci.

*

Cette fois-ci je n'ai pas pu feinter et avant que je ne dise rien on avait déjà expédié deux Kirin chacun. Il faut dire que l'endroit était propice, c'était comme un zoo pour nous, tous ces composts avec leurs sacs Chanel et leurs iPhone braqués sur l'œsophage. Combien d'après-midi nous avions erré ici. Recommander des bières, deux trois raviolis pour faire passer le dépit aux propriétaires cernés.

On dit que c'est une ville pressée. Ses terrasses pourtant sont souvent occupées. Je m'y installais moi aussi, y devenais serpent-liane, camouflé dans mon individualité ; voltigeant parmi les songes à camisole, les égouts où les générations se vident comme des plomberies. Autour, des régiments de galeries de glaces. Une parade sophistiquée de reflets, de poignées de main, de santé-du-colonel, de suicides sous-entendus. Les jeux olympiques du *moi je*. Tout appartient à une entité discrète. Celle d'une humanité exagérant les variations de sa lenteur ; d'une humanité exquise dans son délabrement. Mais tout d'un coup parfois l'homme et la ville ne font qu'un. On glisse sur les trottoirs pareils à des autos-tamponneuses. Les chrysanthèmes s'enjolivent. Tout devient uniforme. Standardisé dans les secousses du sablier à scintillement. Au loin résonnent les usines d'années-lumière où sont produits les rêves ; les faisceaux de feu sous perfusion.

Recommander, encore. Les bouteilles comme des jetons pour que le spectacle continue, regarde-moi ça, un humain ou du botox, elle ressemble à une valise sans poignée. Ici, les cravates qui se veulent sérieuses et qui ne peuvent s'empêcher de déglutir, avalez, avalez tout, quand des gamines pas plus vieilles que leur fille promènent leur timidité. Paradoxe de ceux qui vivent à mille à l'heure : un regard suffit pour voir à travers eux.

Il y a ceux-là aussi. Ils peuplent les écoles supérieures et les institutions à polos roses ; viennent cimenter leurs utopies mâchées sur la réalité. Cela se voit. Ça ne laisse pas de doute. Plus tard, ils seront les héros de l'effort récompensé. Méritants de classe. De véritables meneurs de vide. Partout, ils murmureront leur justesse, leur conscience comme étendard d'une vérité. Ils peuvent êtres artistes ou traders, peu importe, ils sont *libérés*. Ils sont là. Ici. S'étendent comme des insectes certains de leurs territoires, allongés en chien de fusil sur leur confiance. Ces hommes sont à la pointe, sur des trottinettes et des réseaux, traversent l'instant comme les aérolithes percent le présent.

Bande de vauriens, charognards, c'était à s'en faire mal au ventre. Au bout de la troisième bière, j'ai dit à Wesley que je n'étais pas là pour rire, que j'étais sacrément dans le discount et que j'avais bien compris que ce n'était pas ça qui viendrait en aide.

Je n'ai pas saisi d'où ni comment mais Couteau est arrivé à ce moment. Il habitait à côté, c'est vrai, à cinquante mètres à peine. Wesley s'est enjoué d'un cri de bienvenue comme il sait les lancer et nous nous sommes retrouvés là, pas plus avancé qu'il y a une heure, à recommander des Kirin et s'allumer des cigarettes *duty-free*.

*

Couteau c'est le pseudo de Franck. C'est moi qui lui ai trouvé et nous étions maintenant une petite dizaine à l'appeler comme ça. Ebay, voilà où tout avait débuté. Depuis qu'il m'eut raconté que sa passion consistait à enchérir sur des lames des deux dernières guerres, le nom ne l'avait plus quitté. Il en avait une sacrée collection, on ne peut le nier, du petit ouvre-boîte américain à la dague japonaise – jamais il n'avait précisé combien d'oseille il balançait là-dedans. Ça faisait un moment que je ne l'avais pas vu. Depuis peu il sortait moins, tu comprends je n'ai pas un rond, c'est dur en ce moment, sûr qu'il devait passer ses soirées à caresser ses petits agneaux ou à imaginer qu'il les enfonçait dans un ventre qui mérite de perdre du poids.

– T'en tires une tête Léo, ça va ?

On ne fait pas mieux j'ai répondu, j'ai dû choper un truc – ce coca. Je me suis absenté au royaume des loquets une fois encore, ce genre de moments où vos mensonges vous rattrapent, se réalisent comme une prophétie de Barbès. J'ai eu un mal de chien à me redresser, dû m'enfermer dix bonnes minutes en bas – le moment de réfléchir à ma situation. Faites que ça passe, je n'en peux plus. Entre deux crampes je me suis dit qu'elle valait bien d'être vécue la vie, mais pas avec la notice que l'on m'avait fournie.

Couteau parlait de la *fusion* de la veille, racontait que les pilules dans les soirées technos c'est comme l'orgueil dans l'art contemporain – qu'on ne pouvait tout de même pas leur refuser un lieu pour ça. Toujours est-il que si et, d'après ce que je comprenais, Wesley avait dû allonger dix mille pour un autre club de dernière minute, si j'annulais j'aurais dû rembourser disait-il, et c'est comme un flash qui est apparu en moi.

Bien sûr que non l'homme n'est pas courageux lorsqu'il s'agit de ramper du chèque. Je ne voulais pas demander ça devant Couteau et j'ai donc attendu, me suis joint à la conversation comme si de rien n'était. Le plafond de vent avait remonté d'une échelle sur le bleu, c'était à ne plus rien y comprendre mais je voyais ça comme un signe. Le temps rasait pareil à un cutter sans maître, on a fermé nos vestes et j'ai été chercher une tournée – je n'avais pas jeté une pièce depuis notre arrivée.

Le reste s'est goupillé comme il fallait que ça se goupille. Couteau et Wesley se sont frotté les allume-feux pour pas grand-chose, allez viens on passe dans le dixième, ils sont tous là-bas – non, merci, pas aujourd'hui.

On traversait les ponts, ils avaient déjà gagné.

Pérpétuité

Paris. Trente ans bientôt. Trente ans que j'y traîne mes peines et mes apathies, mes joies et mes doutes. Trente ans, presque, et les ponts y'a pas à dire font toujours leur petit effet. Rien à comprendre que la haute s'y donne rendez-vous, s'y frotte l'élégance et s'y peaufine la splendeur. Le raffinement réside dans la conscience de sa valeur. Ses habitants sont au courant qu'elle est une femme avec qui on ne plaisante pas. Nous partageons avec les autres ses linges, ses alcôves, ses clichés en profondeur de champ et conservons pour nous le sexe, les secrets, ce ciselage précis de nos affects dans l'étreinte dure, violente, répulsive parfois mais toujours unanime.

Dans ce néant, il appartient à chacun de trouver la bonne position, d'ériger son sexe parmi les pluies, les cafés, les monuments et les places, les caniveaux, les palais de justice, les arrière-salles et les turques, les antiquaires et les cimetières – il faut danser, jouir, pleurer, mourir sous les mansardes –; le jour tombe, remet ça une fois encore, s'émoustille d'une jeune fille, jette un type dans la Seine, assassine un voyou, un retraité, un foncedé, vend sa came, tire son coup encore, boit beaucoup, boit trop, boit jusqu'à l'ivresse.

Paris traînasse parfois, se révolte, dégénère dans les rigoles, mais Paris aime aussi, attouche, caresse, et sa géographie, comme une marée qui s'agrandit pour se rétrécir, happe les peurs, les tristesses, les doutes pour en créer de nouveaux encore, de nouveaux chaque jour. Ce n'est pas une ville lumière, c'est une ville d'ombres, de remous, de clandestinité ; on vient y parfaire sa démesure, s'écraser dans sa petitesse et s'encombrer de vide ou de trop-plein – Paris accepte, signe, s'amourache de comportements indignes, précaires, sans suite ou sans fin. Elle projette ses ponts, ses cathédrales, ses hospices et ses trous à rats ; elle suinte par tous les pores son flux, son suc, sa condamnation à n'être qu'elle-même, c'est-à-dire sublime et répulsive – pure définition de la beauté.

Pont-Neuf. Le traverser est un éternel appel au tabac. Les alcôves invitent à admirer ce point où l'atlas se concerte, se bastonne contre la laideur du monde. La beauté ou rien donne-t-elle l'impression de hurler. Allez-vous faire voir avec votre poussière, vos rues en angles droits et vos déserts où l'on dîne sur des tapis. Il fallut le franchir. Le spectacle ne trahissait pas mon amour et mon amour se liquéfiait, coulait, s'égouttait quelque part au fond de mon estomac qui digérait l'habitude pour en faire de la nouveauté.

Nous marchions. La ville grouillait de sacoches, de cette hâte perceptible d'en finir avec cette journée ; elle fumait son temps dans le piétinement infini du béton. Aux alentours, rien que palissades de vie. Il y a des rues qui se serrent entre elles, des numéros pairs et impairs, des interphones à cheveux sur la langue. Un monde de porte timides, de cour à cœur artificiel et de zincs à salive tisse sa nébuleuse au milieu des carnages discrets du jour. C'est la moelle épinière de la ville. Son cartilage.

J'ai bien vu que Wesley essayait de changer de sujet. La particularité du monde est qu'il appartient systématiquement au mouvement immobile, mais Couteau ne lâchait rien – enchaînait sans transition sur la bataille de Smolensk, le

Pompéi russe disait-il, et comment Napoléon n'en avait rien à cirer des orteils de ses soldats ; qu'il avait fallu qu'ils se cuisinent entre eux pour traverser la Russie, la Bérézina, quoi.

Depuis que je le connaissais, Couteau avait toujours aimé l'histoire, et donc les guerres, et donc les armes – *blanches car la poudre est lâche* –, mais sa passion c'était autre chose, rien à voir tout à voir ; sa passion c'était le sexe – sûr qu'il n'était pas seul. Il ne pouvait pas s'empêcher d'y arriver à un moment donné qu'il divaguait et c'était toujours en douce façon *hier chers hommes je suis tombé amoureux, c'est la bonne je vous dis, je ne plaisante pas.* Ça pouvait continuer comme ça pendant des heures, des almanachs entiers, mais Wesley et moi n'en pouvions plus : la conclusion sonnait.

Avec lui, le *déjà vu* avait ce goût de perpétuité.

L'école du dégoût

Oumar, le patron, n'est pas toujours bien luné. Depuis le temps, Marceau Musilo le sait pertinemment. Avec ces minutes, ces heures, toutes ces années, que l'on ne s'apprécie ou pas, les choses se lient entre elles comme la lune avale les lumières pour l'aumône des humains.

Alors il avait su se faire petit, marcher dans les pas et effacer les traces de sa présence. Huit ans, ce n'est quand même pas rien. À son âge, pas certain qu'il trouve une meilleure situation. Les autres se musclent dans les foyers, soulèvent des haltères et expirent leur jeunesse ; ils sont assez forts pour plier le double de son travail physique en une nuit. Heureusement, Marceau a sa petite valeur ajoutée. Il s'y connaît en mécanique, c'est avéré, mais qui a besoin d'un mécano de soixante ans ? Les écoles en forment à la chaîne quand les jeunes n'apprennent pas d'eux-mêmes – on les paie moins en début de carrière, évidemment. Lui serait trop cher pour eux. Il n'est pas contre faire un geste, revoir ses tarifs à la baisse. Il ne serait pas contre, non, et la possibilité de travailler la journée, quand le soleil remplace les néons à luminosité zénithale – ceux-là qui condamnent l'âme à s'essouffler dans le réel – ; tout cela ne lui déplairait pas.

Rentrer le soir, trouver une nouvelle femme avec qui partager ses pensées, ses doutes et ses douleurs – une qui l'aimerait vraiment, cette fois, qui ne partirait pas aux premiers crocs-en-jambe des équinoxes.

Marceau se sentait courageux, brave, il pourrait accomplir n'importe quoi, il était simplement hors de question de se faire exploiter. En attendant, il continuait la mécanique le jour, en bas de la tour où il vit avec les autres. Il la continuait par passion. Les pistons et l'huile qui coule le long des doigts. Les rouages qui se réveillent comme des corps qui sortent du coma. De toute façon, le parking ne sert qu'à stocker des voitures volées. Alors, eux, ceux qui risquent la prison pour des histoires aussi banales, laissent Marceau squatter un petit angle, entre la place B15 et la B18, contre des petits services de rien du tout – changer les plaques d'immatriculation, effacer les numéros de série.

Marceau n'y voit pas d'inconvénient, au contraire, et il discute souvent avec Amir, celui qui donne des ordres aux autres, échange quelques minutes de son temps contre des cigarettes qu'il fourgue en s'épanchant sur ses problèmes de management.

Des concessions. Oui. Marceau sait faire des concessions. Empiéter sur son temps libre, se faire une raison, penser à l'argent qui lui permettrait d'accomplir ses projets. Ce jour-ci, il avait raconté à Amir l'énième épisode du déclenchement : comment il s'était senti chargé d'une mission singulière – celle d'éradiquer les rats.

À Paris les lieux sont sales, infestés de ces bestioles qui tâchent, qui hurlent leurs fourches stridentes partout où elles passent. Ces bêtes démoniaques, il le répétera à qui veut bien l'entendre, il les connaît mieux que quiconque. Pire, elles ne sont jamais seules. Comme des lâches, elles sont incapables d'affronter qui que ce soit dès lors qu'elles sont isolées.

Elles se dévoreraient entre elles, une fois le butin amassé, dénonceraient leurs propres enfants et défèqueraient sur leur tribu. Cuisines, chambres froides, vestiaires, toilettes – s'il n'y avait que ça. Marceau Musilo est un averti, il les chasse sous les planchers, derrière les murs, dans les faux plafonds, au fond des cuvettes et dans les canalisations pleines de vestiges qui n'ont pas vécu. Partout. Ce qu'il donnerait pour les crever. Il les hait, voilà ce qu'il sait, et sa haine depuis toujours le pousse à se surpasser en ce qui concerne leur traque – à ramasser les corps rongés par les vers comme des trophées, à collectionner leurs organes dans des bocaux, à brûler les cadavres et à les admirer s'évaporer en fumée aussi noire que son venin.

Tout cela a commencé comme on monte sur un vélo. À pied, les distances se ressemblent trop, il faut aller plus vite. La nécessité impose de trouver l'équilibre, le juste balancement de l'appui des jambes sur les pédales. Gauche. Droite. Le corps qui flanche, parfois, mais la route qui se resserre, la distance qui ne joue plus à la maline et le gain de temps, l'espace qui maigrit sa bedaine indécente au rythme parfait des rayons. Bientôt le corps de la géographie est celui d'un affamé et tout devient possible, à vélo, car il a bien fallu s'adapter, envisager une autre voie. Marceau aime cette métaphore, il se la répète souvent : voilà comment il s'est épris de la dératisation. Ils étaient trop nombreux, les immondes, partout où il allait. Il fallait faire quelque chose et il mettrait à profit ses nuits. La nuit. Il avait toujours travaillé la nuit ou presque. Avec le temps il s'en était rendu compte : trop rapides les immondes, mais bien trop confiants.

Il les étudia, passa des minutes, des semaines, des mois à les regarder pavaner – lorsque les bruits se mêlent à l'absence, qu'ils pensent l'homme disparu et l'arène fin prête au règne de leur carnage. Petits. Gros. Énormes. Paris abrite toutes sortes de rats. Ils sont partout. Sur les places publiques, au fond des poubelles, dans le cartable des enfants. Ils n'ont plus peur de rien, mordent le cou de l'homme debout, sautent dans les assiettes tout juste servies, remontent vers les reins au travers les canalisations. Ils sont chez vous, chez moi, partout où la boue s'agglutine – aussi propre pense-t-elle être ; ils sucent le monde comme un enfant le téton, bien résolus à mastiquer cette part du gâteau qu'ils pensent leur au milieu de leurs petites dents vicieuses ; bien décidés à s'émanciper de ces égouts dans lesquels leurs ennemis ont naïvement cru qu'ils resteraient confinés sans témoigner d'opposition. Trop longtemps l'homme avait pensé que le rat se contenterait de manger ses restes, ses déchets, de boire son sang et ses maladies. Il devait en être autrement, et le rat avait entrepris ce colossal chantier du devoir commun : chacun devait survivre, se répandre.

Armé de son profond dégoût pour cette société de l'ombre, Marceau mettrait un terme à cette entreprise de souillure.

La découverte du vice

Arrivant du côté de la rue Saint-Denis, je repensais à Camille Walzer qui sortait de chez les marcheuses à quatre heures du matin. Camille c'est bien toi ? Il m'avait fallu le suivre afin qu'il me raconte.

Il y a longtemps, Camille et moi avions bossé ensemble pour une chaîne de télévision. Six mois, c'est ce que j'avais tenu, mais lui s'était accroché et il faut voir le nombre d'émissions que l'on avait écrit tous les deux. Toutes plus médiocres les unes que les autres – une paye de ministre avec ça. Un programme sur les *nouvelles idées* que ça prétendait être, encore fallait-il en connaître le sens, et le sérieux du début s'était vite transformé en pugilat de plus en plus explicite. À notre grande surprise, le directeur des programmes avait trouvé cela *moderne*, très *esprit Canal* – c'est ainsi.

Maintenant, Camille était rédacteur en chef adjoint sur BFM TV, ce qui était finalement très proche dans la blague et dans l'absurde. Les volières ne manquent pas dans le milieu de la fanfaronnade télévisuelle. Alors quoi, une vieille marquise de la rue Saint-Denis ? Franchement je lui ai dit, y'en a pas une convenable et puis même, le sexe tarifé faut vraiment être descendu au fond, t'es pas Bukowski, t'as juste à claquer des doigts et ne va pas me faire avaler que t'y trouves de la poésie dans les vestiges et les lambeaux d'existences. Et bien si, justement, et jamais je ne l'oublierai : Camille y trouvait de quoi éveiller son membre au plus dur, cinq-mâts barque au milieu des tempêtes, et y'avait que dans ces situations que ça le prenait. Les petites stagiaires et les rouquines type Palais de Tokyo ne lui faisaient plus rien – il lui fallait du sordide, du sinistre, les punaises qui vous tètent la peau et les traces d'usure de la chair retraitée. C'est ça qui lui plaisait, les lits à ressorts comme dans les films, les barreaux du sommier sur lesquels on appuie nos conditions véritables et puis cette odeur maculée de l'argent, ces billets de vingt pliés en petit tas dans le fond de la poche. Camille t'es un sacré cinglé j'avais pensé, puis je me suis ravisé sur ce qu'était l'humanité après tout.

Je le revoyais régler l'addition de nos demis à cinq heures quand le jour tire ses premières billes, tu me promets de garder ça pour toi, évidemment, tu sais que ça pourrait me coûter des ennuis. Bientôt il ferait jour et je l'imaginais s'en aller à sa rédaction comme si de rien n'était, salut les gars la nuit était bonne, conférence de rédaction dans dix minutes et tout le monde s'active, l'actu ça ne tombe jamais en panne, son sexe coincé entre les cuisses, presque désolé de lui appartenir, perdu tel un oiseau malade, et lui poussant ses vices sous le tapis – que je ne vous revoie pas avant ce soir, la tête haute comme un étendard ici, là, au milieu du nombre de nouveaux morts qui arrive chaque matin comme un fleuve pollué par tous les coins du monde.

– Et toi Léo, ça avance l'écriture ?

Je ne sais pas si c'est le cri des diables du Sentier ou si ce sont les mots de Couteau qui m'ont fait ressurgir de mes pensées. Un peu des deux peut-être. Ils m'ont toujours fait rire à se hurler dessus, les Indiens, pour être celui qui charge le plus de cartons – j'aimerais bien savoir combien ils gagnent compte tenu de la sueur qu'ils y laissent.

– Moyen j'ai dit.

Haï ! Haï ! Hurlaient-ils sans s'arrêter. On aurait dit un de ces stupides jeux télévisés japonais où les mecs se mangent des boîtes pas possibles pour gagner des tamagotchis.

– La poésie est intemporelle, Léo, tu sais ce que j'en pense. Quand est-ce que tu me fais lire ?

Et je tentais d'acquiescer, même si j'avais tendance à penser qu'on est plutôt bouse que délicatesse dans notre style, n'est-ce pas, poussière que lingot d'or.

*

Chez Marcel c'était glauque en fin d'après-midi. Pas un client pour rattraper l'autre. Et que ça se jure dessus comme des punks à chien. Et les crackheads qui vous arracheraient la peau pour une cigarette, pour un fix, pour une autre vie. Tout cela était bien pénible et à un moment donné il a fallu que l'on devienne méchants, dégage avec ton chien toxique, et de temps en temps ça mettait des coups de poing dans les côtes derrière deux bagnoles à celui qui avait ouvert sa bouche sans dents, histoire qu'il comprenne et qu'il arrête de polluer l'atmosphère. Foutue époque qu'il disait toujours Oumar, le patron, foutue époque que je te renverrai tout ça chez eux.

Il est fascinant de constater combien les immigrés parvenus deviennent eux-mêmes étroits. Soucieux de refermer la porte derrière eux. Accéder à une classe en eux fait naître ce sentiment de supériorité qu'ils égouttent sur ceux qui n'ont pas su assez travailler, les fainéants, qu'ils n'ont pas fait ci ou ça et surtout qu'ils sont la honte de leur pays. Oumar, tu m'écoutes, t'en a pas marre de ton caractère qu'on lui disait avec les autres, vous ne savez pas suer répondait-il toujours, vous savez pas ce que c'est, vous, le BTP et les papiers à obtenir, les années fumées au Ricard et le temps qui vous introduit sa béquille jusqu'aux reins. Ah ça ! La chance c'est pour les macarons qu'il répétait à qui voulait l'entendre, la chance ça n'existe pas. C'est une question de volonté.

Chaque année la même chose. Le même tintouin. Chaque année cette fermeture à la même date, le dix-huit décembre, qu'importe le jour, la semaine, l'année ; le dix-huit décembre Oumar serait fermé pour la mémoire de sa femme, paix à ton âme mon amour j'arrive, j'arrive bientôt, paix à ton âme et on ne le voyait plus – paraît qu'il allait du côté d'Alfortville, au sud vers le cimetière, y déposer de sacrés bouquets de roses sur sa tombe à la défunte.

Rose c'était son prénom alors ça tombait bien et tous les deux avaient passé des années à s'unir, à s'ouvrir l'un dans l'autre, à mettre des fleurs partout dans le café. C'est ce qu'il nous racontait. Personne ici n'avait connu cette époque. C'était un mythe qu'on étudierait dans les manuels d'histoire. Depuis qu'elle n'était plus là tout avait changé, c'est sûr, et les roses le faisaient pleurer des scandales de torture. Je concède à Oumar que lorsqu'un être s'enlève c'est la terre, les bas-fonds et ses arcs-boutants qui disparaissent. Un être cher, je n'ose pas imaginer. La terre s'ouvre et boit les vies comme des cocktails jamais assez chargés. L'alcool est de mauvaise qualité, mais notre hôte n'est jamais rassasié. L'homme pense-t-il à renouveler sa carte ? Surtout pas. Il s'agit de s'apitoyer sur ce destin que l'on nous force à macérer en nous ; cette fermentation ignoble est celle du corps destiné aux hospices, aux flammes, aux volcans et aux bouquets d'éternité. Buvez, vieux hémisphères ! Buvez ! mais surtout ne venez pas vous plaindre après l'indigestion. Bientôt dix milliards. C'est un mauvais recensement. Dix milliards – une petite pensée et le malaise s'installe. Ce chiffre est une performance d'équilibriste au bord du précipice. Et alors ? Et alors bien fait pour ses entrailles, à cette satanée planète. Personne ne pourrait s'en remettre. Prends les âmes, prends les corps, les vœux, les exaucés et les condamnables. Prends tout fallait-il crier, mais surtout arrête de nous inonder de tes complaintes, l'environnement ci, et l'espace ça; après tout l'humain n'est rien qu'un pilier de bar qui fourre ses phalanges dans le bol d'amuse-gueules.

Ça pour s'être passé le mot les Pakistanais du coin n'avaient pas lésiné. Il avait quand même fallu qu'il y en ait deux ou trois qui se fassent calmer par le patron pour qu'ils arrêtent d'essayer de refourguer leurs bouquets dans le coin. Les jouets en plastique, poissons qui dansent et briquets laser, Oumar n'en avait que faire. Les roses en revanche le mettaient dans une colère noire et c'était vraiment quelque chose à voir – tout le monde se souvenait de cette mâchoire sortie de son dispensaire. Certains ont depuis perdu le plan de Paris, en tout cas ils ont pris si peur qu'ils s'arrêtent plus ici pour respirer.

Le rade, lui, était bien placé. Pas loin du Faubourg Saint-Denis. Tout juste à l'écart de la cour des miracles qu'est justement la rue – pile ce qu'il faut pour éviter les bastons de kebabs, les Indiens cyclopes qui se coursent avec des bâtons, des peines de cœur et des peines de mort, tous ces types à la recherche d'un peu de chaleur à refourguer à leur corps, allongés çà et là sur les capots de bagnoles tièdes; les mendigots qui ne s'abritent plus, avachis au milieu des pavés qu'on enjambe comme une traînée d'urine, comme une flaque qu'on sent tout juste, qu'on sent se hisser dans nos narines comme une galère injustifiée – pourquoi nous, pourquoi mon porche, pourquoi ma rue, allez ailleurs, zouaves, sortez de ma circonscription d'homme livré à lui-même.

Le serveur a déposé sur la table une bouteille entière de côtes-du-Rhône. *Trois garçons*, 2015 – de la piquette –, et avant que j'aie le temps de réaliser mon verre s'était déjà pris une grande rasade en plein thorax. Ce n'est pas sa faute. À la tête du client le serveur était habitué à ce que l'on commande au litre, il ne pouvait pas savoir et l'habitude est chose sérieuse, une chose que l'on ne prend pas à la légère – ça ne s'oublie pas comme un amour. Ça y est, c'est reparti je me suis dit, mais j'y trempais mes lèvres comme si quelqu'un m'y forçait avec une lame derrière la nuque. Au bout d'un très court laps de temps – la rue était toujours aussi lamentable – j'ai compris que de faire semblant ne servirait à rien et c'est moi qui ai resservi tout le monde.

– Léo ! T'es dans les vapes ou quoi ?

À peine arrivée il fallait qu'elle se fasse remarquer. Ce trait de caractère n'avait jamais changé chez elle. C'était une tempête constante, une boulimie tectonique.

– T'as encore fait ton écrivain qui ne dort pas, hein, j'espère qu'on pourra le lire un jour ton truc parce que ça commence à traîner.

Pas eu la force d'entrer dans l'arène, y'a personne aujourd'hui et je suis déjà un peu gris j'ai dit. Grosse comme une clinique mon esquive est passée et j'ai embrassé Daïga.

– Les gars, tant mieux que vous soyez là, j'ai un truc à vous demander.

Daïga était toujours bien foutue et ce malgré le temps, les travers, le barbelé qui vous serre le corps dans ses dents d'acier. La matière l'esquivait comme un trou noir. Élancée avec ça. Les yeux qui brillent au milieu de sa folie. Les mouvements souples, aérés, et cette expression de malice qui fait que les hommes laissent leur grêle à l'entrée – veulent l'enlacer de ce peu de flamme dont ils disposent. Belle, mais pas du genre beauté factice, connue, avérée. C'était autre chose. Un mystère à l'état naturel. Une prouesse vivante – non unanime. Certains l'auraient trouvé laide, je les entends, la grâce qui s'estompe avec le caractère, le danger et l'incertain. Une dynamite humaine, en quelque sorte. *Dans sa forme pure et à température ambiante, la nitroglycérine est stable et peut être stockée sans limite de temps. En revanche, si elle conserve des traces d'acide de sa fabrication, elle se dégrade en quelques jours en devenant verdâtre (dégagement de gaz nitreux) et devient alors extrêmement dangereuse à manipuler.*

Daïga ressemblait à cet explosif. Elle était le miroir de ce risque potentiel, de cette rasade de soufre qui vous explose en plein ventricule, avec ou sans coups – toujours avec séquelles.

Une femme ne pouvait pas s'y rendre seule voilà ce qu'elle nous a dit. Qu'elle avait besoin de nous, qu'elle devait savoir qu'elle peut compter sur ses amis. Montreuil c'était la porte à côté, on en profiterait pour boire un verre au Chinois disait-elle. Wesley a commencé par refuser d'un ton à installer de la glace au milieu du soleil puis, comme l'horizon s'installe doucement au milieu de notre réalité d'illusions, Franck a acquiescé, nous viendrons Daïga, nous viendrons.

C'est une chose très étrange que l'attirance. On pense toujours que cela nous appartient à nous, nous seuls, que la séduction est indécelable – que les autres n'y verront rien au milieu de l'incendie. Elle devait partir récupérer quelque chose avant de revenir. J'ai attendu qu'elle s'absente pour témoigner à Couteau mon mépris tout entier.

Daïga, le vent, Daïga

La baraque où j'ai rencontré Daïga pour la première fois était immense mais pas plus que ses jambes. C'était en Normandie, bordée par la Manche et ses haleines froides, les plages de peintres anglais, les ciels qui vivent entre eux et ne demandent rien à personne. Je m'y étais rendu pour le Nouvel An, à Barneville-Carteret, et j'ai découvert cette femme en même temps que les Saint-Jacques au chorizo – inoubliable.

Elle est arrivée comme une fleur fraîchement coupée, prête pour le bouquet. Qui c'est celle-là avait dit l'hôte, les femmes ne savent pas cacher leur suspicion, une amie ne t'en fais pas et puis, bon, ce n'était quand même pas rare que les gens s'invitent à des fêtes, surtout au Nouvel An.

Elle. Moi. Les choses étaient bien faites. Il avait fallu qu'on dorme dans la même chambre, manque de draps, il faut faire avec ce qu'on a et les couples ont toujours leur mot à dire sur ceux qui se baladent avec leur solitude au fond des baskets. La nuit était légère, parfaite comme les vins trop chers que l'on remontait de la cave des parents. Daïga n'avait cessé de rire parce que mes chaussures avaient fondu après que j'eusse essayé de les sécher prêts, trop prêts du feu. Sûr que j'étais mal parti pour quoi que ce soit mais avec l'humour les choses ne préviennent jamais et, ni une ni deux, on s'était aussi mis à partager la même peau.

C'était il y a des années déjà et pourtant je la vois toujours la mer qui part on ne sait où dans ses océans, l'écume qui suce le sable en vous regardant droit dans les yeux et le ciel qui se remue tout entier pour avoir une place à la projection. Comme des grelots vides on n'avait rien trouvé de mieux que d'aller lui serrer la pince à la mer, il avait fallu marcher bien plus longtemps que prévu, se perdre dans le fantasme des marées, sauter les flaques, les algues, les peurs et les soupçons. Basse plus basse que terre était la mer et nous étions bien déterminé à nous enterrer, là, tous ensemble, dans le présent terminé, le présent qui s'achève, puis on s'est jeté dedans et c'était un grand moment.

Attrape ça, Léo ! Dans la nuit noire il fallait plisser les yeux, les paupières, c'est peu de le dire, les bouteilles de champagne qu'on se balançait et la mousse qui fuyait sur nos corps pleins de lune. Tout le monde s'est embrassé, bonne année, j'ai les chaussettes trempées je vais avoir la crève, merde, personne n'en avait rien à faire alors quoi c'est que de l'eau et la maladie c'est toujours pour les autres.

Le ventre plein de Saint-Jacques et d'alcool je me disais que la vie quand même est sympa avec toi, ne fais pas l'abruti Léo, ne fais pas le forcené. Je n'avais pas pu m'empêcher et il avait fallu jouer l'ivrogne à monter sur les tables, la musique hurlait et qu'est-ce qu'on s'en fout, le monde c'est nous c'est le Nouvel An, moi qui ne vois plus rien que mon ivresse en triple j'ai confondu la salle de bain avec un tapis. La mère devait y tenir car c'était la chambre des parents justement, celle-là qui devait rester fermée à clé, celle-là qui avait la plus belle vue cela va de soi. Ce n'était quand même pas un drame mais ça m'a coûté de ne jamais y avoir été réinvité dans cette baraque immense et voilà que, depuis, chaque 31 décembre, j'avais ce petit goût de chorizo, ce goût sublime du moment parfait. Chaque 31 décembre j'y repensais à ces chemins dans la nuit, tous mes amis autour de moi, ensemble comme des déserteurs chargés de courage, comme le rouage caché d'une mécanique de la vie qui se dévoile par surprise. Il ne faut pas grand-chose parfois pour être heureux et ceux qui disent que ça n'existe pas, le bonheur, c'est qu'ils n'ont pas les bons carnets d'adresses.

Une traînée. La mémoire est une traînée de temps en temps et j'y repensais encore et souvent à ces quelques jours, quand tous mes amis les plus chers s'y rendaient, tu prends quelle voiture, mince, la bourde Léo, et j'étais là depuis, chaque 31 décembre, comme un vieux sac plastique ridé avec mes potes de seconde zone à l'intérieur. J'étais ici en train de fumer une cigarette quand les inconnus hurlent le décompte, trois..., deux..., un... ; ces potes que l'on aime bien, certes, mais avec qui la conversation ne doit jamais s'aventurer ailleurs que dans la zone de baignade surveillée, si vous voyez ce que je veux dire.

J'ai revu Daïga six mois plus tard – autant dire que le temps avait pu construire son cercueil et s'enterrer vivant à l'intérieur. C'est comme ça, à force de ne plus y penser les choses disparaissent. Les plus beaux moments s'évaporent et seules quelques touches, indélicates et mensongères, s'évertuent à crier leur couleur. On oublie, c'est tout. Pour une fois dans ma vie je me suis dit merci, oui, heureusement que l'art existe. Simon organisait une exposition dans ses ateliers du côté d'Asnières. J'aimais beaucoup l'endroit, surtout l'été, et le toit sur lequel on posait le barbecue en observant Paris comme si c'était notre animal de compagnie, va pas trop loin reste à mes pieds tu veux, se brûlant des merguez en exagérant nos espérances.

Ce jour-là j'étais de bonne humeur, vaillant, et l'Île-de-France ne m'aurait pas fait plus peur qu'un CRS dans le seizième arrondissement. J'ai respiré un grand coup sur le quai de Saint-Lazare et je suis monté dans la ligne treize, celle où un arrêt ressemble à une ride entière sur le visage de l'éternité. Marcher dans les banlieues. J'avais fait ça toute ma jeunesse, alors, les boucheries halal et les fumeurs de shit c'était un peu comme l'horizon avec ses collines par dessous. Le bâtiment était vraiment massif et pourtant déjà à cinquante mètres j'entendais des rires précieux. À l'intérieur, il n'avait pas fallu longtemps pour que nos regards se flairent. Là par hasard, Daïga accompagnait une amie à elle. Super, toi ça va ? Bien sûr que j'ai pensé à toi je n'ai pas arrêté, la soirée était douce et le vent se glissait entre nous pour nous rapprocher. Que fais-tu après ? Après je ne sais plus, c'était quelque part vers Pigalle pour une soirée stupide où j'étais invité. On avait comme d'habitude oublié de mettre mon nom sur liste alors nous avons fait la queue. Dans la file l'alcool m'a sauvé et la gêne s'est enfuie comme traquée par le NKVD. Huit euros la bière, dix euros les cinq *shots* de vodka – le choix était vite fait. Quand j'ai ouvert les yeux je n'étais pas dans son lit et cette fois-ci je m'en suis voulu. Daïga, tu aurais pu m'interdire d'y retourner, à ce bar, tu aurais pu, mais tout compte fait c'était mieux comme ça et après mon litre d'eau j'ai vu qu'elle avait glissé son numéro dans mon téléphone.

Tout cela a duré quelque temps avant de me rendre compte qu'elle était parfaitement timbrée. Pas de la folie folle. Juste que c'était trop intense et tout le monde peut comprendre ce que je veux dire par là. Alors, nous sommes restés amis, ou quelque chose qui s'en rapproche. Même si j'en ai l'air je ne suis pas du genre à coller des étiquettes sur les relations sociales, alors, disons qu'on se voyait de temps en temps avec les autres. Ni plus. Ni moins.

Elle était de cette espèce dont on ne peut se détacher tout à fait.

Jamais.

Drame en instance

La France son père n'en parlait pas par hasard. Longtemps il lui avait raconté, tout jeune, combien elle avait été bonne avec son pays, combien sans elle le Sénégal n'en serait pas où il est et puis comment ses rêves, leurs rêves, s'étaient finalement brisés dans le souffle tiède et méphitique du mensonge colonialiste. Des années durant, à la table où l'on partageait le repas, les longs discours de son père n'avaient laissé transparaître que lassitude, révolte et fatigue. La haine qui grandissait dans les muscles de celui qui lui avait donné la vie l'indifférait. Trop jeune, il ne comprenait pas ce qui se jouait, pourquoi les amis de la famille ne juraient que par la dénonciation de ce système truqué, putride et rance, et les professeurs et tous ces gens qui portaient des cravates ne misaient que sur ces mots placés bien haut au-dessus dîner, la révolte est proche, il s'en souvient, mon fils, la révolte est proche.

À dix ans à peine, ce que l'on connaît de la révolte n'est pas plus épais qu'un caprice. On jure contre celui qui a osé pointer son doigt sur vous en se moquant, dans la cour de récréation – on proteste contre cette mère qui radote et qui vous interdit d'aller jouer dehors avec les autres, les chanceux. Alors, les mots de son père, ce qu'il en avait à faire. À n'y rien comprendre. Tous ces allers-retours. Ces mille personnes à voir, le soir, qui se répondent en allumant des cigarillos.

Seydi ci, Seydi ça. Léopold Seydi était certes un poète – son père le reconnaissait volontiers – mais il s'était fait absorber l'âme par le pouvoir. Il était passé de l'autre côté de la force. Il fallait le jeter aux chiens disaient-ils, lui casser les os et en extraire sa moelle de traître. Il fallait lui montrer que le peuple sénégalais n'est pas l'égout de la France.

Du haut de sa présidence, Seydi incarnait tous les torts et toute la détestation de son père. On parlait beaucoup de Cuba, le mot est facile à retenir pour un enfant. Cul-bas. Son père changeait de visage à l'évocation d'un des chefs de cette île pliée derrière l'angoisse des océans. Il s'en souvient encore. Il avait le mot plus fort que tout le monde son père et la révolte était à portée de main, comme là-bas, à cul-bas. Il fallait être aveugle et sourd pour ne pas le comprendre, seulement Marceau n'en avait que faire. Tout ce qu'il voulait, c'était qu'un de ces adultes le suive, qu'on lui donne la main quelques minutes seulement, un petit rien du tout, qu'il montre le nouveau vélo qu'on lui avait offert.

Eux ne s'intéressaient qu'aux mots. Aux formules. À son père. Leurs montures de lunettes laissaient transparaître le savoir et la fatigue, les yeux las ; les cous s'affaissaient sous le fardeau de l'espoir mais les mots, toujours, les mots s'érigeaient de plus en plus haut, de plus en plus fort, jusqu'à cette année de 1968 où le peuple entier les avait repris ensemble.

Elliott dans un coin sombre

Je me suis souvent posé la question de savoir à quel degré votre entourage influe sur votre production en règle générale. Je n'aime pas ce terme, pourtant, je ne le cache pas, qu'est-ce que la production, comment la mettre en parallèle avec celle des autres, tout cela est quand même bien flou et racole pas mal du côté du de l'égo qui se pavane innocent. J'en connais bien, de ceux-là qui n'expriment jamais en public aucune sorte de remords, mais je les soupçonne eux de se mordre l'intérieur façon vers solitaire.

Le plateau de jeu social est vulgaire avec ça, les cases rétrécissent, s'élargissent sans prévenir et c'est à y réécrire les règles chaque minute. Seulement personne n'en veut de ce boulot alors chacun y va de sa petite théorie. Je ne sais pas. Au fond, je ne crois pas y chercher une réponse. J'étais là, avec cette esquisse d'humanité en bande, à me demander pourquoi le temps filait de la sorte, justement, toujours et invariable, à constater qu'il ne porte jamais son courage, ce vieil escroc avec ses secondes qui se poussent pour mieux voir le match qui se joue.

J'en fus réduit à mettre tout cela sur le dos des connivences, de la fainéantise peut-être, et puis j'étais soudain repris par cet amour entre les lignes, ces choses vulgaires de l'amitié comme une fleur trouve l'espace d'émerger au milieu du bitume. La manière dont Elliott parle de la nuit, ce zoo sans barrière où le combat s'estompe. La poésie, aussi futile soit-elle, toujours la poésie. Wesley aussi, cette façon d'être en retenu comme un petit garçon qui n'en pense pas moins, insolent par le regard, tout dans l'intonation des rétines – inexplicable que ces choses-là qui bouleversent l'histoire toute entière devant vos yeux. Et puis vous. Vous tous. Vous qui marchez dans les rues vers *je-ne-sais-où*, vers ce *je-ne-sais-quoi* – tout cela est beau à y regarder de plus près. Tout cela est beau et tout cela n'a absolument rien de nouveau. Qui a dit que la beauté se renouvelait dans la nouveauté sinon les agences de voyages ?

– S'agit d'une revue m'a raconté Simon, pas du genre massage littéraire selon lui ; d'une revue qu'il veut faire comme un malaise qu'on vous jette entre les côtes.

J'ai d'abord regardé Elliott surpris. J'ai loupé un épisode voilà ce que j'ai pensé.

– Hier, à la *fusion*. Je l'ai vu peu de temps, il m'a parlé de ça.

J'ai toujours su que Simon savait écrire. Qu'il aimait ça autant que la photographie. Après tout, combien de temps passait-il à constituer des dossiers pour aller se la couler lisse entre des ateliers et des villes aux quatre coins de l'Europe ? C'était fou. S'il ne trouvait pas le temps d'écrire, personne n'aurait pu. Il m'avait raconté, à maintes reprises, comment il payait ses notes de résidence en troquant une œuvre, brouillonne le plus souvent ; il remboursait des soirées noyées d'alcool contre quelques négatifs sans valeur. Nombreux étaient ceux qui le jalousaient mais combien, à sa place, n'auraient fait exactement la même chose ? Voici la question qu'il faut toujours se poser : combien refuseraient d'être payés pour disposer de leur temps comme ils l'entendent ? Simon avait gagné.

– À la *fusion* ? Vraiment ?

J'ai dit ça justement parce qu'il se passe tout ce que vous voulez au milieu de la fête sauf peut-être ce genre de conversations. Les mots se balancent entre la sueur comme des grenades de dispersement sans savoir si elles vont sauter. Il m'avait fallu du temps pour comprendre ça : une religion minutieuse que l'absence de paroles précises. Une religion que le sel, la pénombre, les lumières et les odeurs ; que l'obscurité ce n'est pas l'amnésie et que l'amnésie c'est le matin qui se lève et que l'on congédie. Il m'avait fallu du temps pour comprendre ce temple où la musique se hisse au rang de dogme quand tout, absolument tout, pousse à nous croire surhomme. C'était quelque chose de mystérieux au début puis de finalement assez commun. Sorte de secte comme on en fait d'autres avec ses papes, ses vêtements, ses coutumes et ses piercings au bout du système.

Petit à petit, l'usure succédait à l'énigme et je préférais maintenant y passer de temps en temps, comme ça, comme on tend une bise à des amis que l'on est heureux de retrouver pour un verre – je n'y laissais plus ma peau au vestiaire, si tant est que je l'eusse déjà laissé.

L'évocation d'une revue au milieu du rituel chamanique était bien la dernière chose à laquelle on pouvait penser. C'est là que je saisis que Simon devait s'y tenir harnaché pour y céder au milieu de son naufrage.

– Il n'est pas resté longtemps, c'était avant sa dérive.

Grâce aux détails j'ai compris que Simon n'avait pu s'empêcher. Tout cela ne passerait pas inaperçu, non, et on le pensait pourtant tous passé à autre chose. Loin d'être sobre disaient Elliott et Wesley, loin d'être sobre, même si on ne savait pas si c'était lui ou le petit qui avait fait le premier pas. D'après ce que je comprenais, les braguettes n'avaient pas attendu longtemps pour s'ouvrir et c'était quasi par l'extrémité que

Simon l'avait tiré vers la sortie, viens là petit, viens. Simon tu déconnes tu ne peux pas remettre ça, voilà ce que j'ai pensé. Que voulez-vous, les autres sont les autres. Chacun sa vase. On ne peut pas tout assumer et d'ailleurs mes épaules à moi étaient déjà bien chargées.

– Est-ce qu'il t'a dit où il vivait ?

Marquer le coup de son retour. C'est tout ce qu'il avait confié à Elliott.

Les choses se sont faites ainsi. Je l'ai appelé et Simon m'a invité à passer le voir le lendemain, ce soir il avait des choses à régler, 16 rue Eugène Varlin, la rue du Valmy, en haut du canal Saint-Martin, comme avant qu'il précisait, et il se réjouissait d'échapper au retour quelque part en banlieue, entre ses cousins du 94 et ses parents encore plus au sud dans leur cerveau.

Alors j'ai compris que ce n'était plus l'après-midi ni même sa fin. Des lueurs orange hantaient déjà le haut des toits sans couronnes, on percevait l'intérieur de quelques studios en dernier étage, ceux-là où le linge sèche sur la rambarde et où les locataires passent leur temps à essayer de repousser le ciment des murs.

J'étais ivre. Pas de cette ivresse sotte où l'on débite des cercueils à la seconde autodétruits – non. De celle-là latente, agréable, qu'il faut savoir serrer d'une main de fer pour ne pas plonger, ici, dans les bas-fonds de son propre néant – celle-là typique d'une journée où les verres se hissent les uns derrière les autres jusqu'à ce que plus rien ne tremble.

Histoire de tout son poids

Marceau connaît très bien l'endroit. Certains jours, son père l'emmenait au campus de l'université, là où sa mère lui reprochait de travailler depuis trop longtemps. La grande place et les bâtiments flambant neufs. Ici, les amis de son père serraient des mains à n'en plus finir, continuez Monsieur Diop, ce salaud paiera, et Marceau n'y voyait rien d'autre qu'une considération comme une autre envers un homme ; l'appréciation de quelqu'un aimé de ses pairs.

Avec le temps, il avait appris que les hommes ne se félicitent jamais sans arrière-pensée. Il aurait dû se méfier, y regarder de plus près dans les cendres de l'enfance, mais que pouvait-il bien y connaître, lui, ce gamin de dix ans à peine, à la politique et ce qu'elle s'apprêtait à déverser sur son destin ?

Dans sa géographie, l'université n'avait plus de secret pour lui. Les longs couloirs blancs et la chaleur avec son odeur moite dans les paumes. Les grandes salles étranges où les gens se réunissent comme au cinéma et écoutent quelqu'un parler. Quel monde bizarre. Le terre-plein avec son bitume tout neuf avait sa préférence. Les roues du vélo silencieuses – la terre battue des quartiers pouvait aller se faire peindre les ongles. Les étages, les nombreux étages dans lesquels il courait avec les étudiants. On ne comptait plus les fois où il y avait accompagné son père. La vie était jolie, presque jalouse, assez douce pour se différencier des maisons alentour où rien n'était au goût du jour. Les gens se plaisaient à être ici. Du confort de la modernité jaillissait cette joie collective, cette appartenance au meilleur du présent – on viendrait y apprendre des tas de choses, les métiers de demain jailliraient comme des pommes d'or dans le jardin des Hespérides.

Ce jour-ci, pourtant, jamais il n'y avait vu autant de monde. Sa mère était dans la voiture et son père au volant jurait que le jour était venu. Il n'y comprenait rien. Enfin le moment arriva, et dehors les gens marchaient plus vite que d'habitude, et des clameurs munies de pancartes, des inscriptions en rouge en noir, des inscriptions tout en haut de bâtons, et ils couraient, parfois, convergeaient vers le seul et même destin, le seul futur qui vaille.

Marceau s'était retourné vers le pare-brise arrière. À cette période de l'année, une loupe s'installe par-dessus la ville pour y déposer de plus près son haleine saharienne. Comme partout mais plus qu'ailleurs, quelques heures suffisaient à la souillure. La voiture roulait vite mais par la vitre arrière rien ne semblait les courser. La mer restait calme. Le feu n'avait crié son ardeur. Le ciel lui-même était vif à son habitude. Rien ne laissait présager les funestes heures qui s'annonçaient. Ce crachat de la vie sur les candidats de son avenir.

Arrivés dans la foule ils furent faciles à discerner. Ils étaient là, ceux qui passaient souvent à la maison. Les hommes avec leur même monture de lunettes, les plus vieux en costume et les plus jeunes chemises ouverte. On criait Seydi ci, Seydi ça, et il paraît qu'il se balade dissimulé dans une ambulance répétait son père, arrêtez les ambulances, mes amis, le jour est venu. Ils étaient nombreux. Toute la ville semblait en colère. Entière et unanime. Seuls les flics s'érigeaient en totem contre la foule. Toujours eux. Dans le grouillement, Marceau reconnaissait beaucoup d'adultes. Les Français fourmillaient, c'est le fils de Diop, Omar ne doit pas être loin, et la famille fendait la foule, son père avec le poing levé, professant des actions à venir dont Marceau ne comprenait décidément rien.

Quelques minutes plus tard, l'enfant avait rejoint les jupes de sa mère. La foule bouillonnait. Le bruit, il ne pourrait jamais l'oublier. Cette force. Ce fatum qui se lit soudainement par les chaînes du rêve d'un monde meilleur. Tout cela, il ne le comprendrait que bien plus tard. Là, c'était la révolte, et quels fous ses parents avaient été d'emmener Marceau ici – quels fous. Aux premiers avertissements, sa mère avait fait chemin inverse. Son père s'était aventuré tout devant, là où l'armée avait stationné ses gros engins kaki et commençait à hurler plus fort que les autres avec des machines.

Soudain tout le monde s'est mis à courir. Le ciel s'était fermé dans le fade d'un pigment destiné à disparaître. Des fumées étaient montées haut dans son corps, il n'y aurait plus d'étoile la nuit prochaine – il avait fallu fermer ses tympans des deux index, plisser quelque peu les paupières et prier pour que le monde ne s'enfuie pas.

Sa mère n'avait jamais mis autant de cœur à plier ses jambes aussi vite qu'à ce moment précis. En quelques minutes, la liesse magnifique avait muté en un jeu où chacun jouait sa propre peau. Certains bousculaient forts, poussaient les autres à terre sans s'en rendre compte. Tout cela était gravé bien au fond de ses souvenirs. De ceux dont on ne peut se détacher. De ceux-là qui collent comme un sexe dur là où il n'aurait jamais dû être ; comme une claque trop puissante qui renvoie la violence aux regrets instantanés.

Il ne sut s'ils les reverraient un jour, tous ces hommes au sol, tentant de se relever dans le mouvement de l'inertie, sous les autres et leur poids innocent, pris dans l'étau du battement de foule qui écrase l'avenir et les rêves dans sa mâchoire. La voiture n'aurait pu aller loin dans ce grouillement. Sa mère continua de courir jusqu'à l'infini du temps suspendu. Là-bas, les pleurs ont pris la relève des cris. Il fallait isoler le petit.

Tout cela n'avait rien à voir avec lui.

Spartiates et Perses

Quand Daïga et Joseph apparurent, la plupart des internés de bar étaient déjà mobilisés. Il fallait serrer des coudes sur la terrasse depuis que les flics de la mairie – qui sont des flics – venaient faire suer Oumar à l'usure sur son droit de trottoir, qu'il fallait rétrécir dans le mois. « Monsieur, mais puisque je vous dis qu'elle a toujours été comme ça ma terrasse – dans le mois Monsieur. » Le chéquier qui maigrissait à l'africaine à mesure que l'on payait les amendes et ces pantins qu'on aurait voulu choper dans une cave, cagoule aidant, pour leur faire avaler leur petit air de premier de la classe.

Daïga avait oublié de nous dire qu'elle était partie chercher Joseph. Pourquoi comment je n'en sais rien, toujours est-il que l'espace était bien serré désormais et que c'était déjà la nuit. Wesley n'a pas pu s'empêcher d'embrayer directement sur cette histoire que Couteau lui avait fait miroiter comme un maxi-goal gagnant et Joseph a soupiré qu'on était vraiment que des bêtes.

Son père à Daïga avait un club de foot. Quelque chose dans le genre. Ça devait quand même peser son tas de métaux, un club de foot. Argent ou pas, personnellement je me disais que pour une fois j'aurais pu en tâter un peu justement, du fric, du vrai. Pas de celui qu'on vous file à Noël sous le sapin comme à un mendiant, miséreux qui arrive vers la trentaine et qui ne sait toujours pas s'il pourra payer son loyer le mois prochain.

Mais puisque je te dis que ça va, maman, garde-le ton chèque. Le scénario est toujours le même. Prends-le et file. Non, vraiment, pas besoin, et puis voilà qu'il finit bien par s'y glisser, le morceau de papier, entre les boîtes de chocolats et les chaussettes Go Sport – ce truc vulgaire qui vous rassure un peu, juste un peu, le temps qu'il fonde bien sûr et c'est comme de la glace ces chiffres. Vlan! Tout d'un coup plus rien. Rien d'autre qu'une flaque où l'on patauge et dans laquelle les nageoires sociales remuent avant de crever dans le sable.

Avec le temps pourtant, je m'étais dit qu'il y avait bien une sorte de poésie à vivre pauvre. Tout le monde ou presque y était passé un jour ou l'autre. Se sauver de la réalité par le fantasme d'une vie hallucinée. Je brandissais des maximes type « *on n'est jamais si malheureux qu'on croit ni si heureux qu'on avait espéré* » ou « *si la vie est misérable, elle est pénible à supporter; si elle est heureuse, il est horrible de la perdre: l'un revient à l'autre* ». Je l'aimais bien, celle-là, et je me disais qu'il avait bien raison et que, si je mourais demain, ça ne changerait pas grand-chose qu'un appartement de libre sur le marché et un paquet de cendre à retourner à l'envoyeur – désolé pour la poussière.

Les plus grands y passaient, de La Rochefoucauld à Vauvenargues, de La Bruyère à Chamfort qui se voulait lui aussi rassurant dans son genre:

Quand on a été bien tourmenté, bien fatigué par sa propre sensibilité, on s'aperçoit qu'il faut vivre au jour le jour, oublier beaucoup, enfin, « éponger la vie », à mesure qu'elle s'écoule.

Si je peux promettre une chose : jusqu'ici je l'avais épongée ma vie, justement, tellement épongée que les éponges ne ressemblaient plus à grand-chose. Il aurait fallu qu'elle me l'offre son grand seau d'eau chaude la vie à un moment donné, qu'on me secoue les ligaments, que je me rince un peu l'âme.

L'argent donc n'a pour autant jamais été le moteur de mon existence. Mais que celui qui crache tout à fait au visage des zéros les uns à la suite des autres se dénonce. Qu'il avoue son mensonge. Il faut avoir toujours vécu dans la sécurité pour mépriser les décimales complètement ; avoir vécu dans la sécurité ou tenir son propre potager au milieu de sa bibliothèque pseudo-bouddhiste. Si je dis ça ce n'est contre personne. Encore faut-il voir les choses en face : l'homme, ce n'est pas le moine ascète en robe orange – plutôt celui qui cherche la monnaie orpheline dans les distributeurs du métro.

Toujours est-il qu'en lisant les moralistes il m'a fallu peu de temps pour me rendre compte que la quasi-totalité d'entre eux vivaient à la cour. Petits ou plutôt grands bourgeois. Qu'un serviteur leur apportait des bassines d'eau chaude quand ils avaient froid aux pieds, qu'un autre venait les border le soir pour que leurs songes ne s'éparpillent pas au milieu des mille foutaises de leur quotidien ; qu'on leur frottait le dos avec du savon tous les jours, qu'ils vivaient à la cour, surtout, et que donc le spectacle de la fracture était là, à portée de main – il suffisait de tendre la langue.

Pour leur défense on pourrait se demander où ils sont, aujourd'hui, ces hommes capables de pondre des textes de la sorte ; qu'on imagine mal les chaînes d'informations relayer des pensées de ce calibre :

« Presque tous les hommes sont esclaves, par la raison que les Spartiates donnaient de la servitude des Perses, faute de savoir prononcer la syllabe "non". Savoir prononcer ce mot et savoir

vivre seul sont les deux seuls moyens de conserver sa liberté et son caractère. »

Eh bien non à ma faillite !

Daïga, pour y revenir, savait donc de quoi elle parlait en matière d'argent. J'aurais aimé y être moi aussi parfois, quelques fois tout juste, dans le coffre à Picsou avec l'or qui vous caresse les poils des omoplates.

Nous étions là toujours, dans notre néant fatidique. Daïga dans la provocation mais Joseph s'acharnait. Qu'ils étaient là à se fixer en se lançant des pensées plus fortes que des haut-parleurs *Fonction One* – et ces secondes, ces satanées secondes qui paraissent comme des palais d'infinis. Nous nous rendions à Montreuil, sans envie, comme d'habitude. C'est ainsi fait les jours : la pression s'accentue autour des tempes, il faut répondre par l'action, par quelques démesures à inventer, à s'imposer ; quelques dates ordinaires à étendre sur leurs cordes à linge le temps qu'elles sèchent pour disparaître.

Il y eut d'abord un grand silence, quelques rires toujours – enfin la route s'est débouchée. Au loin les colonnes de Nation s'allumaient dans la nuit comme des bougies de géant en attente d'un souffle, rien qu'un souffle, ce souffle que personne ne semble vouloir leur céder, et ce n'était plus l'orgie dans la voiture mais bien l'inverse. Il aurait fallu un peu de lumière tout juste, pas grand-chose c'est certain, pour changer l'ordinaire.

Au fond des yeux

Oumar n'a pas connu tout ça. Sa vie n'a rien à voir. Marceau le sait pertinemment et, pourtant, son prénom résonne invariablement avec celui de son père, celui qu'il n'a jamais revu. À une lettre près. Ce n'est rien, une lettre. Oumar – Omar. Pour la majorité des gens, cela ne suffit pas à faire une différence. Alors quoi, oui, Marceau l'entend toujours, ce prénom.

Oumar, c'est le patron de Chez Marcel. Un drôle de type. Certains iraient même jusqu'à dire louche mais, ce jour-ci, Marceau n'en avait que faire. Il le salua et monta au vestiaire. Voilà des années que la routine s'est installée. On la polit. On fait mine d'en sortir de temps en temps, histoire de se rassurer seulement. La routine ? Jamais pour moi, vous rigolez, puis on la retrouve comme ce torchon trop sale pour être lavé – celui que l'on oublie de mettre à la poubelle, systématiquement.

Depuis que Marceau était arrivé en France, les choses s'étaient tout de même améliorées. Comment auraient-elles pu être pires lui répétaient souvent ses collègues, comment peuvent-elles être pire, mon ami ? Ce qui le gênait là-dedans, c'est cette emphase que chacun porte sur celui qui a connu la vraie douleur. On s'apitoie toujours sur l'homme qui a perdu sa femme, sur la femme qui a perdu son mari, sur l'enfant qui a perdu ses parents et sur la vie qui mâche les restes un jour ou l'autre. Tout cela n'intéressait pas Marceau. S'il gardait quelque chose de son père, c'était son esprit de révolte – cette haine de l'abandon. Parfois, il regrettait tout de même que sa mémoire n'ait pas été assez vaillante pour enregistrer chaque seconde de cette existence partagée, de celle qui se désagrégeait sans qu'il le sache, devant ses yeux, dans un climat politique où son père avait été un héros, un vrai, le moteur d'une nation entière prête à jeter les bases d'un nouveau contrat ; prête à décapiter ce qu'il reste de cet ancien monde que le président Seydi avait incarné jusqu'à l'effondrement.

Il se souvenait de quelques phrases, de quelques mots, mais surtout de ces regards. Comme l'animal, l'enfant est sensible à cette chaleur qui le borde, au plasma rocambolesque de l'environnement que l'on appelle *réel*. Omar Blondin Diop avait été un père avare en sentiments exprimés mais jamais il n'oublierait la générosité de ses regards. Souvent Marceau s'était caché quelque part dans la pièce lors des réunions, son père le savait et lui accordait cette indiscrétion, par ce chemin un jour il deviendrait un homme – un homme de révolte.

À la longue, Marceau devint un brillant artisan de la disparition. Plus que tous ses camarades, il savait se faire petit, se faire oublier. Jamais il n'avait recours à des gestes à la hussarde, eux qui auraient pu l'amener à se faire débusquer ; jamais il n'aurait fait honte à son père quand ceux-ci débâtaient de sujets si sérieux – toutes ces valeurs auxquelles il tentait de comprendre quelque chose. Dans l'intimité, son père lui délivrait quelques paroles savantes qu'il devait méditer, les rats sont à l'intérieur, mon fils, les rats sont invisibles mais les rats sont la lie de l'État. Léopold Seydi était un rat. Tous ses ministres étaient des rats. Dans les prisons étaient les chats, et les rats par définition usaient des pires stratagèmes pour y enfermer ceux qui risquaient de les chasser.

Tout cela, Marceau se l'était vu entendre des centaines de fois, les dorures sont fausses mon fils, gratter, toujours – gratter jusqu'à la lie, jusqu'à la vérité convoquée par la révolte, la seule qui ne te trahira jamais.

Ne pas lutter c'est mourir. Aussi son père n'aurait jamais dû disparaître. Marceau s'était répété les mots de son géniteur, les pires stratagèmes des rats pour enfermer les chats, et cela résonnait si fort en lui qu'il avait fallu, à un moment donné de son existence, canaliser ailleurs cette force ; étouffer ces sempiternels désirs d'annihilation, cette poussée irrépressible de volonté de revanche – tous ces affects qui dissimulent la vie de tant d'hommes jusqu'à l'épuisement vain de leur personne. La vengeance ronge et rompt l'humain d'elle-même. Arme souveraine, elle se retourne souvent contre celui qui pense la détenir. Les rats le savent. Ils laissent leur ennemi se ronger l'encéphale, se dorer le désir, et, lorsque la charge arrive, ils ne font rien d'autre que décamper, fuir, détaler vers ces galeries où ils s'enferment loin des forces qui broieront ceux qui en usent.

Il y eut d'abord sa mère. Dans l'est de la ville où elle s'était réfugiée avec son fils, force est de constater que l'architecture des maisons avait donné du fil à retordre aux forces contre-révolutionnaires – elles ratissaient les appartements à la recherche du sang des traîtres. On entendait les gros pick-up des soldats déformer la terre épaisse des rues ; s'envoler la poussière comme pour recouvrir l'avenir des prochains capturés. Des cris. Des rumeurs qui se glissent par-dessous les tissus de lin, par le cul, la gorge, chacun des orifices qui mènent au cœur, à l'estomac ; chacun des organes qui se resserrent avec la peur, dans lequel le doute d'installe, s'évacue, se presse derrière les barreaux de la cage thoracique jusqu'à devenir pieux sans piété, clous invisibles qui rongent l'âme, les vœux, l'amour et jusqu'à la moindre esquisse de soi.

Sa mère avait pourtant confiance en ceux qui l'hébergeaient. Marceau ne les avait jamais vus auparavant. Elle lui répétait qu'une nouvelle vie les attendait, sans vélo rouge ; elle lui avait promis de lui en offrir un meilleur.

Quelques jours plus tard à peine, les soldats ont pénétré le dortoir. La porte ouverte, les amis de sa mère n'étaient plus là. On l'appela par tous les noms, traître, putain, puis on la plaqua au sol sans que personne ne s'y oppose – il n'y avait rien d'autre que ces forces inconnues qui surgissaient en lui. Marceau était à côté de la fenêtre fermée, dans l'angle de la pièce. Il n'avait pas pleuré. Il ne pleurerait pas. Il regarda les hommes attentivement. Jamais il n'avait vu ça. Des cauchemars débordaient de leurs pantalons. Ils étaient durs, longs et lourds, et sa mère cria. Elle cria si fort qu'il en était devenu sourd. Il ne les entendait plus. Les images. Les images seulement hurlaient, elles aussi. Maintenant plus rien ne pouvait arriver. Les hommes la maintenaient au sol chacun leur tour. Les haros avaient cessé. Des larmes coulaient le long des rivières de ses traits. Cette femme magnifique. Des larmes coulaient au milieu du torrent acharné de la frayeur.

Il aurait voulu les recueillir, sauver ces bijoux liquides, derniers bastions de la pureté. Il aurait voulu les boire, même, mais il ne fit rien. Bientôt, un des hommes la frappa pour de bon, tandis qu'un autre nettoyait les semelles de ses bottes sur son visage dont la couleur d'abord miraculeuse s'était transformée en territoire éteint.

Le summum de la cruauté aurait été de la laisser inerte, devant son fils, mais les soldats préférèrent partir avec elle ; décidèrent de s'en débarrasser en un lieu introuvable.

Lui avait choisi de rester là, stoïque ; d'affronter le destin comme son père, de l'affronter en homme – sans peur, sans déclin. L'illusion frappe chacun comme les foudres s'abattent sans qu'on ne puisse jamais saisir leur force. Ses illusions à lui étaient solides. Marceau s'y agrippa. Son père l'aiderait. Un homme de cette tranche, les rats ne pourraient pas s'en débarrasser si facilement. Son père lui viendrait en aide, c'était certain.

En attendant, Marceau fût placé dans une prison pour mineur. Il ne comprit pas tout de suite pourquoi il était le seul à avoir une cellule individuelle. Il aurait préféré la compagnie des autres petits voyous qui traînent leur reste de prestige dans ce simulacre de foyer. C'était une geôle, une vraie, et sa seule occupation consistait à faire tenir ses chaussettes durcies par la crasse, l'une sur l'autre, dans un jeu d'équilibre nauséabond, masquant l'odeur de ses propres excréments à même le sol, en attendant que les jours se succèdent comme une blague interminable.

La première fois qu'il entendit cul-de-basse-fosse, il crut d'abord à une expression comme les Français savent en inventer, du genre tronche-de-cul, cul-de-jatte, cul béni ou cul-de-singe. Son père pourtant. C'était son père que l'on avait foutu dans un cul-de-basse-fosse, et les gardiens s'amusaient à ne pas lui dire de quoi il s'agissait concrètement. C'était à devenir fou, ton père va avoir tout le temps de tapiner avec ses copains imaginaires, là-bas dans son cul-de-basse-fosse. Qu'il la fasse, sa révolution, disaient-ils en se tapant dans le dos comme des chaînes qui soudain auraient eu des jambes et une langue pour répandre leurs meurtres. La vérité avait été difficile à entendre. Pour un jugement, il aurait fallu rêver fort – rêver à s'en crever le rêve. On l'avait pris, son père. On l'avait assis sur un banc. On lui avait laissé ce dernier choix : il serait condamné à l'oubli ou à la mort.

Au centre de la rade que forme la côte sud de la presqu'île du Cap-Vert, à l'abri du monde marin extérieur se trouve l'île de Gorée. C'est une petite île rachitique, trois kilomètres de côtes à peine, qui appartient au Sénégal. Vue de haut, elle est aussi microscopique que la cellule dans laquelle son père s'est suicidé, ce jour-là, quelques heures précisément après que les soldats ont appliqué la peine de son jugement.

Condamné à être rayé des mémoires, il devait être enfermé dans ces oubliettes moyenâgeuses, sous terre, le cul-de-basse-fosse de la prison. Quelques mois plus tard, lorsque les mensonges s'effondrèrent dans le néant de leur essence, le Sénégal fut au bord du chaos. La répression fut encore plus sanglante. Il fallait trouver des boucs émissaires. Éradiquer les familles des coupables à la méthode des purges ethniques. Marceau avait été épargné. On ne jugeait pas les enfants. Maintenant, il ne lui restait plus qu'à fuir. Quelque part une nouvelle vie devait l'attendre. Plusieurs siècles auparavant, les esclaves embarquaient ici vers le nouveau monde. Planète d'où ils ne reviendraient jamais. C'était leur *voyage sans retour*.

Il le savait déjà : jamais il n'oublierait ce liquide au fond des yeux de celle qui lui avait donné la vie.

Une existence froissée

Il faut dire que Joseph n'avait jamais mis l'existence de son côté, la chance je veux dire, et ça depuis son plus jeune âge. Dix ans peut-être, dix ans que je le connaissais. Nous étions arrivés à Paris ensemble. On ne venait pas de loin. Moi de la banlieue sud et lui plutôt à l'ouest, où le béton est plus discret mais où la vie possède ce goût d'hospice et d'argenterie d'héritage. Y'avait pas grand-chose de différent entre les deux et Joseph s'était même fait casser la gueule à plusieurs reprises dans la sienne de banlieue. La pire de ses histoires, ç'avait été celle où quelques mecs à qui il avait répondu d'un coup de boule, un soir, l'avaient retrouvé. Ce n'était pas dans l'arène aux mille projecteurs. Là, oui, face à l'arbitre. Cet arbitre officieux qu'est la rue dans Paris aux heures où les rats n'ont plus peur de sortir leur sale museau plein de restes. Cette fois-ci, c'était au milieu du Rien.

Ensemble nous avions atteint ce point précis. Celui d'où il ne reste plus qu'à revenir de chez les morts, où tout ressemble à Guernica. On était parti pour ne jamais en reparaître, d'ailleurs, et si les parents de Joseph n'avaient pas eu cet accident je ne sais pas où on serait aujourd'hui.

Le père de Joseph n'avait pas mis toutes les chances de son côté non plus. On ne plaisante pas avec le contrôle technique. Même le plus abruti ne partirait pas en montagne dans une caisse douteuse. Même le plus inconscient n'y mettrait pas sa famille dedans sa prison de tôle. Son père Joseph ne le connaissait pas vraiment. Il devait avoir six ou huit ans à l'époque – cet âge où rien ne s'ancre que ces souvenirs de fêtes foraines et de paquets cadeaux sous le sapin plastique. Son père donc devait être tout content d'emmener la petite famille à Orion, dans les hauteurs de Nice. On allait y faire du ski, enfiler ces combinaisons qui sautent des générations et cristallisent les jeunesses ivres. On se relaierait la garde des petits avec les amis. On ne sentirait plus ses doigts à force d'harceler les cadets de boules de neiges et puis les luges, les luges qui dévaleraient la vie à la vitesse qu'elle s'use. Le soir, c'était fondue bon marché. Les gamins épuisés qui ne feraient pas d'histoire. Le vin blanc et la fatigue qui se termine en coït efficace et sans paroles, amoureux il va sans dire et puis voilà, l'âme qui côtoie les cimes pour une semaine, une petite semaine, le temps d'oublier que tout cela n'est qu'un rêve.

Je n'y connais rien à la région mais il paraît que les routes y ressemblent plutôt à des serpents furieux qu'à l'autoroute du soleil. On ne peut pas lui en vouloir à son père, le pauvre, ce n'est pas le premier à se foutre en l'air dans une tire. Sa mère par contre n'y était pour rien, elle, et pas garagiste à ses heures perdues. Une saloperie de route de montagne. Une de celles qui ne se laisse pas ratisser par les essuies glaces taclant à la gladiateur et, soudain, voilà que ses parents n'étaient plus rien que des chairs écrasées dans les froissements de ferraille comme des croissants au jambon, aplatis pareil à de la viande industrielle prête à vous chanter son cancer en plein dans les organes. Quand les secours sont arrivés y'avait plus rien à faire qu'à le mettre dans une conserve le père. Pour ce qui est de la mère ils ont fait de leur mieux et Joseph me raconta une fois qu'il aurait préféré qu'elle meure, que ce n'était pas une vie, d'être dans le coma, et surtout avec ce portrait – qu'il l'avait compris le jour où il avait surpris les infirmières tirer au sort qui changerait les rustines.

Au fond, oui, peut-être que les plaies, le pus, tout ça n'était pas le pire. Sous les bandeaux son visage ne ressemblait plus à rien qu'à une coulée de lave. Le médecin n'avait plus de mots inédits. Greffe. Peau. Temps. Rien d'autre, comme d'habitude. On ne sait rien faire sans lui. Pour ainsi dire, il paraît que les secouristes ont d'abord cru qu'elle était morte avant qu'elle devienne momie. Restait plus rien qu'un trou à la place du nez et les paupières brulées avec ça, deux grands yeux qui vous fixent net jusque dans la mort. Joseph s'en était tiré, lui, car il était jeune, les femmes et les enfants d'abord, et bien sûr il n'aurait jamais dû sentir en lui aucun regret – qu'est-ce qu'il pouvait y faire – mais c'est pourtant justement dans la plus pure des innocences que l'homme construit ses remords les plus solides.

En ce qui me concerne si je dis que leur accident a tout changé c'est qu'un jour il a bien fallu que sa mère meure. Pas l'accident. Ses sœurs. Ce sont elles qui l'ont tué – Joseph me l'a dit. C'est vrai que ce n'était rien d'autre que des ordures, ses tantes, qu'il ruminait, et je dois dire que je n'ai jamais pu le contredire. Voilà, un jour sa mère a commencé à cligner de l'intérieur si vous voyez ce que je veux dire, c'est la conscience qui ressurgissait des abîmes en quelque sorte – elle troquait son QI d'endive pour une raison de plus en plus humaine. Elle reprenait vie. Son coma avait duré des années. Lui n'était plus un enfant depuis l'accident. Ces choses-là vous projettent du statut d'embryon à celui de fossile. Entretemps, Joseph avait compris qu'à n'importe quel moment la vie peut s'enfuir comme une traînée de soufre dans l'éther. C'était il y a des années de ça. Tous les jours il était allé la voir, les couloirs qui sentent la mort, la vraie, et les vieux qui se lamentent sur l'avenir qui rétrécit en plein milieu de la prostate ; pire qu'un labyrinthe de ronces me disait-il, pire que ça, et puis au centre du spectacle sa mère posée comme un caillou au musée de l'évolution.

Sans vague aucune elle avait reposé des années, morte, sans que personne n'ose jamais la débrancher. Au début, les tantes de Joseph s'étaient relayées, allez ma sœur, allez, reviens parmi nous, jusqu'à ce que le silence les bâillonne elles aussi et qu'elles se pointent histoire de vérifier qu'il n'était pas l'heure de placer leurs billes. Alors, lorsque la conscience a commencé à refaire des bulles depuis son apnée, voici que soudain elles réapparaissaient comme si de rien n'était. La grand-mère avait bien choisi son moment pour mourir, elle aussi, et voilà que les vœux des sœurs étaient exaucés et qu'un héritage devait se partager entre le semi-légume et les autres. Il s'agissait de venir la voir afin de lui faire signer toute sorte d'autographes. Les bouquets de fleurs s'étaient transformés en dossier de succession et ainsi Joseph, au milieu de tout ça, saisi du désarroi le plus total, assista au démembrement juridique de sa mère – au spectacle sordide et si commun de la voracité humaine.

Le jour où finalement il reçut le maigre héritage c'était au beau milieu de cette fameuse période précisément, où lui et moi étions comme des frères mendiants. Soudain, nous n'avions plus à voler des verres sur les comptoirs. Mieux, Joseph les offrait à tout Paris et il ne fallait pas tenter de le raisonner – lui et l'argent ne faisait pas deux mais plutôt l'alphabet. Cent balles par ci, cent balles par là. Par petites sommes sa carte bleue paradait, bandait, jouissait et s'annulait au fond des bars, dans les clubs et à l'arrière des restaurants. Voilà, je le soupçonne de l'avoir dilapidé ce fric car il sentait la camarde, la pourriture et l'extinction.

Du fait de sa mère, une des sœurs de Joseph était tombée en dépression. Pas du tampon qui vous caresse le cœur, non, de celle bien lourde, grasse, parfaitement apte à vous enfouir plus loin que les peines d'une vie réunies. Joseph lui rendait visite dès qu'il pouvait, tu veux que je t'accompagne je lui disais toujours, je peux peut-être aider et il me remerciait, c'est gentil de proposer mais tu ne sais pas ce qu'est l'enfer et il s'appelle Sainte-Anne. Si je regrette quelque chose aujourd'hui, c'est bien de ne pas avoir insisté pour lui tenir la main à Joseph, de ne pas avoir insisté pour lui serrer bien fort. Avec le temps ses ciels s'étaient transformés en nuit noire et sa patience en résignation. Il avait accompli seul ce chemin, seul et encore seul, à croire que même son ombre ne l'accompagnait plus ; maintenant le sentier du retour était trop long, trop étroit, la ballade de la tristesse dessinait son futur et j'avais mis trop de temps à le comprendre. Nos nuits de jeunesse avaient disparu. Longtemps il avait marché seul, le soir, les écouteurs vissés dans les oreilles que je soupçonnais de ne rien jouer d'autre que le silence au volume maximum, le regard aussi trouble que ses pensées et au fond de lui sa vie qu'on voyait passer tout entière, les paysages qui défilent, la Seat rouge dont le père était si fier, les routes menaçantes sur le strip-tease de la montagne et la mère qui pleure de trouille.

Y'avait plus que ça dans sa tête à Joseph et bientôt il ne verrait plus ses sœurs, il ne les verrait jamais, la plus âgée était partie en Inde quelque part dans les hauteurs, là où tout le monde est chauve et pense avoir percé l'absurde mystère humain – comme si faire vœu de silence allait arranger le destin de sa mère déjà digérée par la partie. La cadette, elle, il n'en avait jamais plus entendu parler. Quelqu'un lui avait raconté, un soir, qu'elle était partie à l'est s'engouffrer dans le mirage de Berlin. Qu'elle n'était plus que paroi de clubs qui sentent le *fist* et la kétamine – que les clés de son amour avaient trouvé serrure adéquate au fond de ses narines. Ne t'avise plus jamais de me parler de ça avait-il répondu au mec en le menaçant, ne t'avise plus jamais de me parler de ça si tu tiens à ta petite vie.

La haine, le dégoût, le mépris avaient débordé à ce moment sous ses paupières. Jamais je n'avais vu cet homme. C'en était un nouveau d'individu. Le temps seulement, encore lui, peut-être un jour pourrait mettre de son mastic dans ces fissures sadiques.

Talons sans chemins

– Quelle ville de merde, Montreuil !

– Quoi ?

– On dirait le salon du kébab sponsorisé par une paire de Stan Smith.

– T'es toujours en train de te plaindre, Elliott, a lâché Daïga. C'est dingue.

– Il doit y en avoir, ici, de la poussette ergonomique.

– C'est comme ça partout maintenant qu'elle a répondu, l'air plus stressée que d'habitude, pas une petite couronne où les architectes ne se construisent des ghettos A.P.C et Nespresso. Qu'est-ce que tu veux y faire ?

– C'est la fin du rade. Du vrai. Ils tuent le rade, sauf s'ils ont des tickets restaurants.

– Qu'est-ce que tu peux être français a-t-elle continuée, t'as quelque chose contre les tickets restaurants, aussi ? Ils ne sont pas assez *artiste en atelier* pour toi ?

À ce moment précis Elliott s'est retourné. Dehors le monde semblait tourner d'une manière inédite. Le ciel était au bout de la rue, poussé dans ses retranchements invisibles, et seul résonnait le vide d'une banlieue où le mélange social s'annule avec les heures. Il a fixé Daïga au fond de ses yeux terre d'ombres.

– Je m'assoie sur les tickets restaurants.

Je riais intérieurement et j'aimais bien, au fond, quand Elliott en rajoutait dans son personnage de *radical-utopique-anarchiste.*

– Les choses ont changé, tu sais, a poursuivi Daïga. Maintenant, on se fait livrer des burgers tièdes dans des assiettes à usage unique. Les tickets restaurants ne représentent plus rien qu'un vestige de précarité.

– Je m'assoie sur la livraison et tous ceux qui se font livrer.

J'aurais aimé, vraiment, qu'à ce moment un de ces dépités sur vélo B-TWIN s'arrête à côté de nous au feu rouge, son gros sac de tortue esclave sur le dos, voir si Elliott lui parlerait de sa vision de la société.

– Ça sort quand même des mecs du noir a dit Wesley, happé par le spectacle d'une ville qui sombre dans l'opacité, moment léger où l'extinction s'installe, où les réverbères n'ont pas encore craché leur vieille haleine d'absence cosmique.

– Tu parles de sortir des mecs du noir. J'aimerais bien t'y voir, toi, exploité par ces tartuffes derrière leur Macbook Pro, ceux-là qui trainent dans leur *open space* à jouer aux fléchettes et au ping-pong. Pédale tant que tu veux, ce n'est pas toi qui y gagnes. C'est une nouvelle ère d'esclavagisme, rien de plus.

– Je n'ai pas dit que tu faisais fortune mais, à un moment, peut-être que ça peut t'aider. T'es de la CGT ou quoi ?

J'imaginais soudain Elliott au milieu du gros cliché syndical, en train de vendre ses merguez dans sa polaire Décathlon à 9,99 euros flanquée d'autocollants rouges blancs noirs. L'image était délicieuse.

– Je m'assoie sur la CGT.

– Tu t'assoies sur tout, en fait, a renchéri Daïga, tu es l'éternel mécontent, le bon vieux *troll* d'internet.

On dépassait la place du marché, à côté du Chinois, et je repensais à ces soirées gay auxquelles je me rendais à une époque. Les décibels douteux, bande-son d'un rendez-vous *tuning* sur le parking du Leclerc de Saint-Brieuc, et le fumoir comme un abattoir en carreaux blancs – on aurait dit la première scène de *Blade* où l'univers s'épuise sur New Order. Vous vous souvenez des soirées au Chinois j'ai lancé, les mecs par groupes de dix vous savez, cocasse n'est-ce pas, mais ça n'avait pas l'air d'être le moment propice – je me suis replongé dans le décor derrière la vitre. Il y avait des gens avec leurs os qui se traînent, des enfants, quelques-uns, et le poids de la vie qui se fait sentir. Une ville normale, en soi.

– Éternel mécontent de quoi, dis-moi ? Les syndicats et leurs manifestations, ils peuvent se les coltiner tout seul, j'en ai rien à cirer. Le monde n'a pas attendu nos révolutions pour faire les siennes, croyez-moi, et s'il y a eu des avancées sociales, certes, ce n'est pas en suivant des chars à mégaphone tous les week-ends que l'Élysée va se choper Parkinson. Ils s'y réfugient derrière la belle et noble cause des futures générations, qu'est-ce qu'on leur laissera ci, qu'est-ce qu'on leur laissera ça, mais c'est d'abord rempli que d'ambitions personnelles, les manifestations, c'est d'abord rempli de milliers de petits reflets qui s'auscultent devant le miroir de la salle de bain, le soir venu.

La caisse s'est mise à accélérer comme un vieux spasme de maison de retraite fonce vers la mort.

– Tu ne peux pas en vouloir à la terre entière et en même temps dire que la politique est inutile.

– Ce n'est pas la politique le problème. C'est ce que les gens en attendent. Tout est politique car tout est affaire de possibilité mais, mes amis, pensez-vous vraiment que l'homme est lui-même capable de tout ?

– L'homme est un raté c'est ça ? Un peu plus et on se serait cru dans une discussion de buvette à la Sorbonne III.

– Je ne sais pas, mais, pour ce qui est de moi, j'en veux davantage au peuple qui se soulève pour travailler une heure de plus ou de moins, mais qui ne s'unit à peine lorsqu'il s'agit de sa propre survie. Regardez cette flaque de plastique maladif qui flotte au milieu du Pacifique… Elle est le reflet de nos priorités. Personne ne peut dire le contraire.

– Tu hais donc aussi le salariat, a répondu Daïga, et puis tu hais la guerre, dommage que tu n'aies pas de beaux cils, t'aurais fait une bonne miss France.

– La différence c'est que moi, j'analyse et je vise.

– Épargnons-nous de refaire le monde, a coupé Wesley. Ce qui m'intéresse c'est de boire un coup et puis qu'as-tu fait d'autre, Elliott, que de rester avachi sur ton canapé, chaque soir, toi aussi ? Nous sommes tous pareils. Nous sommes tous des lâches.

Wesley avait raison et j'avais envie d'un coup, moi aussi.

– Le Rien est une philosophie foireuse, il a répondu, mais c'est une philosophie tout de même. Je respecte ceux qui réfléchissent à l'inaction et je méprise les autres, le reste, ceux-là qui sont inertes par essence, automates.

– Le reste ?

– Le reste, oui. La télé, c'était encore gentil, encore que bon. Contrairement à ce qui nous attend, je crois même que la douleur était aimable.

– Tu parles des réseaux, j'ai demandé.

– Exactement, a dit Elliott en constatant que Daïga indiquait enfin un bâtiment, la propagande du vide.

– Un monde sans gloire voilà ce que j'ai dit.

Sur ce point-là c'est vrai qu'il n'avait pas tort et, si j'étais convaincu de quelque chose, c'est bien du degré de futilité jamais atteint que notre époque repoussait. Bien sûr, il eut toujours existé des contemporains de chaque siècle qui criaient au scandale, notre époque ceci, notre époque cela, critiquant leur temps à eux et le temps tout court au passage, mais tout de même. Là, c'est autre chose. Qu'est-ce qu'ils ont tous, à la fin, avec leur image ? Quoi de plus déprimant que ces hordes fanatiques qui mitraillent l'instant présent d'objectifs, de filtres, de commentaires, de *hashtag* et de bêtise crasse partout, partout et encore partout, devant l'Arc de Triomphe, au McDonald's ou sur le trône, pendant que le monde s'enfonce un peu plus dans la matière inconnue ; dans ces circonférences suspectes où tout s'annule toujours un peu plus. Leur existence braquée sur un reflet, ils pensaient devenir quelqu'un tandis qu'ils forgeaient leur propre oubli. Leur vie tout entière est un manque d'amour où l'amour n'a plus de définition.

C'est là-bas à gauche, cette adresse oui, voilà, et la voiture est partie se garer au pied d'un immeuble qui ressemblait au visage d'un vieux qui a passé trop de temps au soleil. Venez les gars, on est enfin descendu de la tire – respirer autre chose que cette tombe.

Je ne sais trop comment résumer cet épisode tellement la situation est devenue risible. Avant que l'on comprenne quoi que ce soit on s'est retrouvé dans un de ces ascenseurs marchandises qui annoncent des lofts type *Factory*. C'était à croire que ce vieux lascar de Warhol allait nous accueillir avec son armée de brasillements d'or. Le filon ouvert, la ruée s'est lancée quand les portes nous ont accueillis. À la place de trappeurs on s'est retrouvé devant quatre ou cinq folles de la mode en train de parler chiffons face à des portants.

Qu'est-ce que tu fous là toi, c'est comme ça que ça s'est embrayé. Avant que l'on en sache plus, Daïga s'est avancée pour lui jeter une perle rare dans la mâchoire. Sûre qu'elle n'avait pas prévu de passer par la case négociation. Pas ça je vous en supplie. Pas ça. Évidemment mes peurs se sont concrétisées et Joseph en a profité pour irriguer son goût de la violence. Avant que je prenne la parole il s'était déjà emparé d'une chaise pour la jeter sur le pare-brise d'un des types. Tout s'est déroulé ainsi, comme quand le pire reprend ses droits. Le cliché procure parfois quelque chose de divinement appréciable – combien de fois nous avions rêvé de ces bagarres de saloon où tout s'explose en mille morceaux contre les os. La Seat rouge qu'il devait penser Joseph, la Seat rouge, et ça ne sentait pas bon que ces songes qui se bousculent pour bourrer les muscles.

Devant moi Joseph commençait déjà à assaisonner le plus grand d'entre eux. Wesley et Couteau étaient si ébahis qu'on aurait pu tirer notre portrait pour illustrer ce qu'est la matière des trous noirs. J'imaginais déjà Couteau sortir son schlass, ne fais pas ça Franck, et voilà qu'il le convoqua pour lui offrir un emploi dans la jambe d'un des types qui hurlait à la mort.

Pour une fois je n'ai pas fait mon mec louche et j'ai plutôt essayé de calmer les choses. C'était clair qu'on était en supériorité et l'entaille que Couteau avait faite dans la jambe du type saignait à en remplir un pédiluve.

Joseph arrête tes conneries, nom de Dieu, et on s'y est finalement pris à trois pour le séparer d'un mec qui ressemblait depuis longtemps à un torchon froissé. Dix secondes qu'on a laissées à Daïga pour nous expliquer ce qu'on foutait là, qu'est-ce que c'est que ce guêpier, et qu'on risquait de la laisser ici se faire digérer par les hyènes dans le cas inverse. Elle bossait avec la meute de cousines, voilà ce qu'elle nous raconta ensuite. Dans ses yeux y'avait de la fureur et aussi la joie d'être sur cette crête délicate de la violence et de la fin d'une histoire qui vous ronge, j'ai tout fait pour eux, tout, et ils refusent de me rendre ce qui m'appartient. Une histoire à deux centimes, tout juste.

Joseph s'est enfin calmé et a fait un tour dans le studio. Une des tantes lui a dit de ne pas toucher, sinon ça se terminerait mal – qu'on serait où te trouver, toi, avec ta tête d'hameçon à hépatites. Je l'ai rejoint. Sur son front avait apparu tous les tonnerres de la ville. Le monde entier était prêt à exploser en lui et sûr qu'il aurait tout repeint de pourpre si je ne lui avais pas appuyé sur l'épaule pour en extraire le jus. Après la correction qu'ils avaient souffert j'ai quand même pensé qu'ils étaient courageux, ces types, de continuer à expirer autre chose que de la douleur et, au fond, j'aurais pu avoir de l'amitié pour ce genre de veine dangereuse. C'était une affaire de moment. Tout est une question de moment. C'était juste le mauvais.

Ça craint vraiment, je l'ai dit à Joseph. Il n'a rien fait d'autre que de m'indiquer la sortie par le regard comme si l'incendie allait débuter. Couteau ne bougeait pas. Il fallait bien qu'elles servent à quelque chose, ces lames – il savait « où planter pour ne pas tuer ».

Avant de claquer le monte-charge j'ai regardé un des mecs dans les yeux, je l'ai fixé tout au fond pour accéder à ses angoisses et je lui ai glissé un *désolé* assez peu crédible. Quand j'y repense, j'aurais peut-être mieux fait de m'abstenir.

Cette poussière encore

Méthodiquement, toujours. Commencer par récurer l'étage. Ce bureau où le patron s'enferme avec des femmes, des prostituées, plus souvent qu'avec lui-même. Oumar ne nettoie pas toujours. Il faut vérifier que la large dalle de verre noir n'est pas souillée, passer des lavettes alcoolisées, jeter les emballages de préservatifs.

Il parle toujours de sa femme, de son deuil, mais voilà dix ans qu'il dilapide son argent avec ces filles. De ces liasses de billets, Marceau en ferait autre chose. Des travailleuses du sexe, des vraies, des arracheuses de bitume. Qu'on ne lui fasse pas croire qu'elles sont là pour son charme au patron. Une prostituée est une prostituée, qu'on le veuille ou non le sexe n'a pas la même odeur – quelque chose d'animal s'en dégage, bête prise dans le vulgaire piège des hommes. L'acier frémit dans les tissus, déchire les ligaments à la moindre tentative de fuite. Il faut se laisser faire, sentir cette épaisse peau à nue assener le fond du corps, boire, déglutir, l'effroi, l'incertitude, attendre que l'homme décide de libérer le sang qui l'oppresse – attendre qu'il abandonne ces pulsions des enfers qui l'investissent chaque seconde, chaque jour, chaque nuit toujours. Sa mère il y pensait souvent. Oumar ne se comporterait pas de la sorte, s'il avait vu, lui aussi, où l'homme est capable de s'aventurer dans le cauchemar.

Marceau avait déjà protesté, quelques fois, qu’il n’était pas là pour essuyer la vie de son patron, qu’il pouvait s’y résoudre seul s’il en était un, d’homme. En réponse et parce qu’il n’est rien qu’un être prévisible et aigre, Oumar avait menacé de l’interdire de tous les établissements de Paris, que dans le métier tout le monde le connaissait et qu’un petit immigré comme lui devait surtout bien la mettre en veilleuse.

Bien sûr, Marceau aurait pu partir, changer de rade. Trente ans de métier ou plus, les choses se tassent comme les idéals s’empilent doucement au fond de la résignation. Avec le temps, il avait bien saisi ceci : le bluff des patrons d’affaires est toujours le même. Je n’ai pas d’argent en ce moment, tu comprends – si tu savais, je te paye plus que moi-même –, si je te déclare, je ne peux plus te faire travailler comme tu le veux – ce genre de prise d’otage tout à fait similaire à un serpent qui pénètre la chair et rampe, rampe jusqu’aux tréfonds des artères pour y gratter votre patience.

Oumar est un salaud mais chacun y trouve son compte quelque part. Une fois par semaine, le bureau colle de cette transpiration rance, mais combien de fois aussi n’a-t-il pas fallu essuyer ces mots sales que sont ceux des patrons – savoir se taire est la qualité première des employés de nettoyage. Le diplôme ultime est de savoir fermer sa machine à salive comme disaient ses collègues, et tout le monde le sait – seuls les nouveaux osent s’en plaindre. Certains ne feront pas carrière, ils ne sauront taire cet élan vicié qui est celui de l’orgueil, reparle-moi comme ça et je t’arrache chaque dent à la force de ma haine, ordure que tu es, garde-le, ton sale fric, ta religion, ta salissure, reparle-moi comme ça et je t’étripe avec mon poignard de nerfs. D’autres au contraire tasseront l’amertume avec l’aide précieuse de l’étau fondamental du temps. Il s’agira de se dire que l’on n’est pas plus mal loti que d’autres, que des hommes comme les poussières s’effondrent à chaque seconde, que tous ces hommes, ces femmes, ces âmes n'ont rien demandé, et que bien d'autres se noient, encore, à l'heure où je parle, au milieu des mers écartelées par le vertige, l'effroi, la terreur qu'anime l'humain confronté aux fissures que la démographie impose à son monde – ce monde qu'il rêve isolé.

Marceau était de ceux qui savent prendre sur eux et qui, pourtant, ne mesurent pas le temps entier au seul trompe-l'œil de l'argent. Son père avait dû lui glisser cela quelque part. Il savait au fond de lui qu'un être qui n'en respecte pas un autre, qui se racle la gorge sur l'existence d'autrui en est un qui ne mérite pas d'être exploré. Certains disaient de leur situation que la roue tournerait un jour. Marceau n'attendait pas qu'elle tourne. Il écoutait les mots d'Oumar quand il le fallait – oubliait tout instantanément. S'il restait, c'est d'abord parce qu'il était seul une grande partie des nuits. Les caméras, disait-il aux autres, s'il n'y avait pas ces foutues caméras. En vérité, Marceau était bien, ici, dans les caves où suintent les futs et les bouteilles, les pièges que les clients ne pourraient deviner. Seuls, les rats ne pourraient plus lui échapper. Avant la fermeture des rideaux, il aimait regarder ces jeunes masquant l'habitude qui les habite. Ils peinaient bien à la cacher. Ces gens crient, hurlent, rient – ils veulent vivre. La vérité était plus subtile cela va de soi, et personne n'aurait pu lui faire croire qu'au fond de leurs veines ces gens étaient heureux.

Une buée inquiète se dégageait de leur suspens.

Vingt minutes du RER

Parfois les décisions tiennent du paranormal. Se rendre ici ou là, quelle importance au fond, un salon reste un salon et, quand la majorité de vos amis n'a pas un centime, tout se ressemble et je m'en étais déjà rendu compte.

Tout de même, voici que Joseph proposa de se rendre chez lui et ça n'a pas manqué de m'étonner. Dans le genre mystérieux, en voilà un champion dans sa catégorie. J'étais à bout, j'avais fumé trop de tabac, le bide serré qui va avec et les poumons qui vous raclent le dos comme une danse d'épines dans les muqueuses. J'étais claqué, déjà mort, mais je n'allais tout de même pas prendre le métro tout seul, rentrer comme si de rien n'était pour observer l'intégrale de *plafond* en pensant à mon avenir, cette chose aussi limpide que le ciment. Ça s'esquive la solitude et tant mieux. Ce n'est pas toujours une tragédie, non, et c'est comme les amis, mieux vaut parfois s'épargner leur présence et tout le monde se sourit aux retrouvailles.

T'habites où Joseph en ce moment j'ai demandé. Nord. C'est tout ce qu'il a répondu, pas loin qu'il a précisé, et voilà qu'on était sur le périph et que y'avait plus qu'à prier que ça ne dure pas le temps d'un sommeil éternel.

Quand on est arrivé en bas de chez lui je n'ai d'abord rien compris. J'étais pareil à ce gamin qui n'en a rien à faire des maths et de la physique, qui s'en contrecarre de la manière dont le monde tourne et à qui l'on vient expliquer la physique quantique pour un peu que ce ne soit la conjecture de Hodge. C'est quoi ton plan, a dit Wesley, et faut dire qu'on ne s'attendait à y arriver un jour.

C'était une de ces tours affreuses qui ont poussé dans les années soixante lorsque le moindre des architectes se prenait pour Da Vinci – la tradition se perpétue. En parlant de Vinci ça devait être eux ou Bouygues qui, déjà, bassinaient les agences avec des restrictions de budget, transformer les fenêtres en meurtrières, oublier le bois et bénir le PVC.

Les logements sociaux sont le reflet de l'évolution du confort le long des siècles. Il n'y a qu'à constater l'allure de la modernité pour se demander si ce n'est à rebours que les cerveaux s'arrachent les cheveux. Couloirs panoptiques. Parois de papier. BA13 – treize millimètres, pas plus, pour séparer les existences. Oubliez les tomettes, les moulures, les ferronneries, oubliez tout, Messieurs, pour ces plinthes de plastique vicieuses où se cloître ensemble toute la glace des hémisphères. Vous comprenez, le budget ne nous permet pas d'autoriser un espace de vie confortable, il faut que les gens souffrent, sachez-le, à ce prix-là ils ne peuvent que souffrir, et pourtant on lorgnait ces logements comme des galets anorexiques dans un concours de ricochets.

C'est quoi ce quartier, Joseph ? On était vers Drancy ou Bobigny, je ne sais où précisément, là où les trams sentent les béquilles et le vieux survêt, et c'est à ce moment qu'il s'est mis à tout nous raconter. Qu'au départ ça devait être un plan en or, des lingots les gars, un sacré plan inespéré, et voilà que tout avait dérapé à cause de ce propriétaire qui lui avait mis à l'envers pour se tenir debout à l'endroit de l'arnaque.

Joseph depuis longtemps était habitué des plans colocations, sous-locations, sous-sous-locations – il payait toujours en cash. C'est une chose acquise à Paris. Si vos parents ne sont pas propriétaires du Château de Versailles, il faut s'accrocher pour trouver autre chose qu'une cage où admirer la moisissure des espoirs empilés les uns sur les autres. Ça a commencé comme ça, donc, les collocations d'où il se faisait virer au bout de quelques mois, la haine qui rampe le long des côtes et les coups de boules qui se cognent à l'hérésie moderne. La haine, la haine de toute cette mascarade de dossier où l'on demande aux locataires de prouver qu'ils marchent droit, qu'ils ne rient pas trop, qu'ils baisent mais pas trop fort, la haine de tout et puis surtout la haine d'avoir la haine. J'ai passé des heures entières sur Leboncoin. Des heures, des jours, des mois entiers à flairer les plans qui se passent comme des drogues obscures sous le manteau d'internet. Jamais je n'avais vu ça – le plan parfait. Leboncoin disait-il, c'est là que les choses se passent désormais. Les *seloger.com* et autre *particulier-a-particulier* n'étaient plus qu'un terrain vague pour fonctionnaires, avec leurs congés payés en guise de bonne foi et les sabres qu'il faut engloutir devant les mortiers des propriétaires. Croyez-moi, j'y ai sacrifié trop de temps avant de lâcher l'affaire. Vous ne pouvez pas savoir ce que les gens osent louer – on a tous notre petite idée de la chose mais il faut l'avoir vue pour y croire nous avait-il dit. Que celui qui peut faire la queue dans les escaliers au sixième pour un quinze mètre-carré minable, que celui qui fait cette queue sans penser qu'il n'est rien qu'un seau troué lève la main. Des scandales de ciment. Des scandales tout court. Nous, on ne voulait pas le luxe des vues sur la Seine, des halls à bustes dociles ; ce qu'on voulait c'était juste s'épargner de se faire marcher dessus par des piolets alpins.

Joseph, donc, était passé par là, je le savais. Les dossiers où il manque toujours une pièce dont on n'a jamais entendu parler, tu l'inventes, là, crache le morceau, tu l'inventes ce document, les fiches de paie dans l'infini des siècles de *Photoshop*, évidemment – la calculette qui digère ses mythes et les chiffres qui, eux, ne sont jamais assez hauts sur les cimes; qui ne sont jamais assez hauts comme l'espace est toujours trop étroit. Joseph que je lui avais déjà dit, t'en as pas marre de tes plans croupis? J'en avais ri moi aussi au début, les visites d'appartement où il s'agit d'un matelas gonflable dans le coin de la cuisine – je n'invente rien – ; ceux-là qui ouvrent calcinés au crack, la pipe à la main ou ceux, classiques, qui s'excusent de sortir de la douche, le désir emmitouflé dans un apparat de linge, prêts à faire des ristournes pour la chambre vous savez bien, ouvert d'esprit que l'on est, nous, les sans-argent. Par milliers il y eut ceux qui, comme dans un concours délirant, tentaient davantage de ressembler à Alep aujourd'hui qu'à l'esquisse très lointaine de ce que l'on appelle appartement. On en rigolait beaucoup, au fond, quand il nous racontait ces histoires-là, les *plein cœur de Paris à vingt minutes du RER*.

Vous n'avez pas idée comme j'étais heureux de trouver celui-ci, le quartier ne paie pas de mine, d'accord, mais pour ce que j'en ai à faire. C'est vrai que ce n'était pas particulièrement loin de la capitale s'il y avait encore quelque chose à y vivre. C'est juste que l'on était là, précisément, entre une zone industrielle et les remparts louches de ceux que la société expédie le plus loin possible de ses intérêts. Sans doute ne devait-il pas y avoir autre chose qu'une plaque tournante du shit, quelques bagnoles volées, ces choses si communes qu'elles devraient être autorisées par la loi si vous y réfléchissez. Ils devaient être là, derrière leurs fenêtres, ces esprits qui s'échauffent et se détendent, fument le narguilé pomme ou framboise – expédient les volutes comme ce fardeau de l'existence prédestinée.

Saloperie de clichés. Redescends un peu. Mon crâne m'hurlait des trucs peu compréhensibles. La banlieue c'est la banlieue – et alors. Souvent elle est plus belle que la ville si vous voulez mon avis. La peau aux clichés. Il faut faire la peau aux clichés me suis-je dit. Ici, c'est aussi les cerveaux de demain qui renverront à leur honte ceux qui trop longtemps les ont réduits à leur reflet de miroir, leur pigment, leur accent, leur dialecte, leur code, et qui n'ont pas réussi à constater que si un pays évolue, il n'en perd pas consciencieusement ses valeurs.

Devant moi la tour comme une femme dont personne n'a pris soin depuis des années. L'envie a chuté. Le cœur n'y est plus. Ses poils dépassent de partout, tuyaux rouillés et câbles dénudés, et sa poitrine est grise pareille à l'horizon que l'on distingue à peine, dos à la province et au territoire véritable – tous les regards braqués vers cette ville qui pourtant rejette la moindre de ses portées déshéritées. Combien sont-ils, les orphelins de la pierre ? Combien d'exils forcés vers ces rues sans lumière ? Je ne jugeais pas l'endroit, la géographie, plutôt la tour d'elle-même. Je sais bien qu'il est des architectures qui jouent à masquer leurs plaisirs intérieurs et leurs courbes sexuelles. Là, rien de tout ça. Son intimité était à la mesure de l'échec de son enveloppe. Nous sommes montés. Onze étages. À pied cela va de soi. L'ascenseur depuis longtemps ne devait plus servir qu'à y résoudre quelques règlements de comptes.

Une ménagerie d'épouvantails

D'abord cette horrible soirée. Cette nuit ratée. Marceau s'en était mordu les phalanges. Pas un rat. Pas un n'avait daigné se coller à ses pièges. Leurs pattes horribles, il aurait voulu les découper, les anéantir. La quincaillerie entendra parler de lui. Colle toxique, tu m'en diras des nouvelles – bon à rien. D'abord ça, oui, puis ces gens chez lui à son retour. Marceau est pourtant habitué à vivre en communauté. Plusieurs années de foyer, d'autres à dormir dans des caves, qu'est-ce que vous croyez, que l'on n'y apprend à demeurer comme une ombre? Ils étaient nombreux, ici, mais au moins l'appartement avait une serrure. Chacun son coin. Chacun son existence qui se laboure entre les côtes, la nuit venue.

Eux, qui sont-ils? Leurs visages, il est certain de les avoir déjà vu. Chez Marcel, probablement. Leurs tonnerres sont las de vivre, comme tous ceux qui s'y rendent. Le vide se masque sous les sales rides du présent. Marceau les observait depuis sa petite pièce. Il n'osait plus bouger. Saouls qu'ils étaient, comment savoir ce qu'ils voulaient?

Du sang, était-ce du sang que celui-là avait sur les mains? Marceau pensait le museau du monde aussi sale que ces bestioles. D'un coup de pied, tout juste. D'un coup de pied il aurait aimé lui couper le souffle, va-t'en, vieux père, va jouer ta mascarade ailleurs.

Joseph comme d'habitude

– T'es sérieux ?

À peine entrés, la réaction de Wesley eut le mérite de résumer notre sentiment. L'appartement était large, du genre obèse derrière le guichet d'un fast-food. L'euphorie s'est emparée du groupe comme si quelqu'un avait directement signé avec le prestige, c'est quoi ce plan de malade, le prestige et son nom gravé dans l'histoire quelque part si c'est utile. Certes, le mobilier devait sortir tout droit des égouts d'une ville chasse d'eau, mais tout paraissait vaguement douillet et surtout très grand. On peut faire un foot chez toi a plaisanté Couteau, et tout le monde était braqué sur lui comme on attend du messie la parole divine.

Un bruit. C'est d'abord un bruit qui nous a fait déchanter – qui nous a tous renvoyés à la case suspicion. C'est qui, lui, a demandé Wesley, lorsqu'un grand black style boxeur des Antilles est sorti d'une pièce comme si de rien n'était.

– Je vous présente Jean-Noël.

Nous avons d'abord cru que Jean-Noël n'était pas bavard mais ce n'est pas de sa faute s'il ne parle pas français. Il y eut Jean-Noël puis deux, trois et enfin cinq autres Jean-Noël. C'est moi qui les appelle Jean-Noël a précisé Joseph, ça m'amuse, ils ne comprennent pas ; ils sont habitués à ce que les gens arrivent et repartent comme dans un Formule1 d'aéroport.

En m'approchant des autres pièces, j'ai deviné que quelques autres armoires à glace maliennes dormaient empilées sur des mezzanines de chalet de ski. Pour un peu et la scène était crédible dans le prochain Rasta Rockett. C'est quoi cet endroit j'ai dit et Joseph s'est mis à rire, d'un rire qui vous étrangle jusqu'à la rate, vous ne me croirez pas, non, vous ne me croirez jamais – c'est une histoire tordue. Le temps était en suspension, aussi tendu qu'un funambule entre le souvenir du *World Trade Center*. La nuit, noire comme un pigment sans lumière. On s'est dirigé vers la cuisine – enfin, ce que l'on appelle cuisine – car Joseph ne voulait pas réveiller toute la chair présente. Daïga s'est demandé pourquoi un trou d'environ un mètre de diamètre ouvrait le sol en plein milieu vers le logement d'en dessous, puis elle s'est mise à se marrer en pointant un truc du doigt.

– Qu'est-ce que c'est que ça ?

– Ah, ça, a répondu Joseph. Oui, ce n'est pas fini.

Le fameux *ça* dont elle parlait était un équipement de construction qui sortait du sol prisonnier du ciment sec. Tout autour, les plans de travail ne suivaient aucun aplomb, si bien qu'on n'aurait pu y poser une tasse sans qu'elle finisse en plein dans la gravité. Joseph a tout de même sorti une bouteille de Roche-Mazet de derrière les mégots et, tout de suite, j'ai compris qu'il allait s'agir de lui régler son compte au goulot.

Mais qu'est-ce que tu fais ici, et on ne savait pas encore trop s'il fallait en rire ou en pleurer. Alors, nous sommes retournés dans le salon où un des types avait allumé une télé dernier cri avec écran incurvé – ce genre d'objets qui doit prévenir la fuite. Un ventilateur sur jambes racontait à d'autres éventails une blague lourdement raciste dans *Un dîner presque parfait*, le point commun entre je ne sais quoi et un tabouret – il faisait un gros bide. Enfin, Joseph s'est mis à dérouler des explications qui ne valaient rien, plus personne ne se comprenait, et la seule expérience plausible résidait dans le fait d'oublier qu'on était en vie.

Jean-Noël_8 s'est réveillé. Le premier à se surprendre de notre présence. Vous êtes qui, vous, et Joseph nous a présenté comme il se doit, c'est-à-dire complètement gris, avant de nous annoncer que tous les Jean-Noël étaient des immigrés sans-papiers, on n'aurait pas deviné, qu'ils bossaient dans les restos, la nuit, à faire des ménages. De sacrés tonneaux, les salauds qui les emploient. Cinq euros de l'heure au black pour la majorité, traité comme des boulons chinois par ces patrons parisiens. Jean-Noël_8 fixait les mains de Couteau. Cet abruti avait les bras couverts du sang de la guibole. L'histoire devait foncièrement mal se terminer.

– Ça ne nous dit pas comment tu t'es retrouvé là.

Elliott, maintenant, faisait son coming-out de mec parfaitement lourd – il faut admettre que l'histoire était exquise. *Céfrancs s'abstenir.* Comprenez *français s'abstenir*. *Céfrancs s'abstenir* jurait l'annonce sur leboncoin. Intrigué par ce dialecte hors-norme et avec son goût pour les visites extrahumaines, Joseph avait tout de suite appelé. Je parle français mais je n'ai pas la nationalité avait-il dit au mec au téléphone, oui, vous pensez bien que je suis intéressé.

Trois cents euros par mois promettait l'annonce, vue sur le dos de Paris et possibilité de colocation. Mais d'où tu sors, toi, avait-il pensé du propriétaire, priant pour qu'il s'agisse d'un vieux déjà blindé qui brade une de ses mille lampes à génie – d'apparence rien d'extraordinaire. Pas de photos, l'annonce ? C'était pour ne pas avoir trop d'appels. Je vous laisse les clés, Monsieur, Joseph pardon, tutoyons-nous, les papiers ? Non. Faisons ça. Du cash. Les colocataires, tu t'en occupes. Cent de plus par tête. Parfait. La seule chose à savoir, c'est que tu ne pourras pas avoir d'APL. Les paperasses, oublie.

Joseph d'abord était aux anges. Mais, après avoir payé mille sacs de caution, voilà que le deuxième jour les Jean-Noël se sont mis à ouvrir sa porte avec des trousseaux de clés à eux. La piperie qu'il a d'abord pensé, ce carottage, puis Jean-Noël_6 lui avait expliqué non sans difficulté que le mec était un passeur, que s'il était à sa place il n'irait pas trop le chercher, *problems no you want*, et que les Jean-No s'en lustraient la mezzanine qu'il s'installe, s'il le voulait.

Joseph n'a pas mis longtemps à craquer. Ce n'était pas foncièrement cette situation en soit, plutôt la guirlande d'embrouille qui l'enroulait depuis le premier réveillon de l'humanité. À la suite les unes des autres, les petites péripéties revêtent lentement leur apparat de molécules sur-dosées, de gaz laissé longtemps ouvert et de rambarde trop courte. Il s'est tiré chez une femme qu'il voyait du côté de Trocadéro, héberge-moi je t'en prie, je vais tout faire cramer, le kérosène, les mèches et moi au milieu. Après une semaine, il a bien fallu qu'il se résigne. Son amie rentrait de plus en plus tard, le soir, en signe d'avertissement. Du jour au lendemain ses affaires étaient sur le palier – il n'avait qu'à se trouver un boulot comme tout le monde, comment est-ce qu'elle faisait, elle ?

Maintenant, voilà qu'il vivait là, dans la grande famille des Jean-Noël. C'est la vie et puis c'est tout. Après quoi j'en ai eu marre de ses histoires. Quand les mésaventures deviennent norme, des barrières s'érigent pour ne pas se laisser envahir. J'étais déjà sous les eaux depuis longtemps. On s'est posé dans un coin et je suis parti rejoindre l'absence.

DEUXIÈME PARTIE

Concernant le ciment

Tous les ciels gris ne sont pas ténébreux. Toujours j'avais été heureux quand le temps était capricieux, qu'on ne savait sur quelle averse danser, sur quel toussotement de saison s'apitoyer. Il y a ceux qui militent pour de grands tableaux clairs, jeunes encore et immortels, comme si la monotonie s'effaçait dès lors que les rayons paradent pareils à des collections flamboyantes. Les pistes cyclables étaient fermées. Je m'en souviens car elles n'existaient pas encore. On coulait le bitume sur la rue de Rivoli, Anne Hidalgo tu vas payer lançait un taxi devant l'Hôtel de Ville, et tout le monde klaxonnait tandis que les piétons s'usaient chacun à s'emplir de joies pour quelques babioles achetées au BHV ou chez Zara. Il en faut peu pour être heureux disait le *Livre de la jungle*, et bien, si vous voulez vous en convaincre, suffit de se balader dans les artères commerciales un dimanche après-midi.

J'étais pourtant d'abord d'humeur allègre, venais de quitter une femme pour qui je fus un véritable écrivain en devenir, j'aime ta sensibilité, Léo, maintenant saute-moi, et pour sauter on a sauté sur les heures à cloche-pied et partout sur le corps humain. Le matin il avait fallu que j'aille travailler tu comprends, un livre ça ne s'écrit pas comme ça bien sûr.

Au moment de partir Alma, Ariane ou Assia avait tenté de me retenir comme si je lui avais promis un tour du monde en échange de ses hanches. Laisse-moi au moins te faire un café, tu ne vas pas partir comme ça, sous la pluie. J'avais une ou deux heures de sommeil dans les chevilles, pas plus, exactement ce qu'il faut pour être alerte à ce qui tache, suis descendu en l'état, vraiment j'ai un rendez-vous que je ne peux me permettre de négliger, ils sont sensibles là-bas tu sais – on ne rigole pas avec l'édition.

J'étais à la troisième marche vers la sortie lorsqu'elle m'a demandé lequel des trois prénoms je prendrais si je devais en choisir un. Alma. J'ai dit Alma au hasard parce qu'il sonnait bien mieux que les deux autres mais c'est en fusée Ariane qu'elle est montée tout en haut dans ses gonds, t'es qu'un salaud comme un autre comment ai-je pu. Accroché à la rampe j'ai continué à descendre en me disant que j'avais cru qu'elle valait mieux, Alma – que je m'étais trompé et que c'était vraiment épidémique, ça, que ce manque de confiance dans l'instant présent, dans l'instant sans aspiration pour le futur. Le monde ne sait plus reconnaître la poésie d'une caresse volatile, d'un baiser de couloir noir, d'un mot maladroit qui en masque tant d'autres.

Sous la pluie c'est vrai que le paysage était morne mais, pour tout dire, c'est plutôt la façade de ciment des faciès que je croisais qui tendait à l'obscur. S'imaginer le monde sans homme c'est déjà se l'imaginer de notre point de vue, de ce constat comment voulez-vous que l'on s'en fasse une idée générale du monde dans sa représentation pure j'ai pensé. Schopenhauer n'est rien d'autre qu'un vieux brigand dans son genre et, pour un peu que je pense à lui trop souvent, ce n'est plus parmi les vivants que je vivrais mais au milieu d'une farce. Les bétonnières vrombissaient justement comme dans des haut-parleurs, un beau réveil tâché, et c'est loin d'être une arlequinade que le monde, très loin, ou ne subirait pas autant l'environnement. Il y a deux siècles déjà Nietzsche imaginait la ville de demain, celle dans laquelle j'aurais voulu me réveiller moi aussi, sans voiture et moins nuisible – elle n'avait toujours pas eu lieu. Dans le genre morbide la rue de Rivoli proposait donc du haut de gamme. Elle remuait comme un serpent qui ne trouve plus de nuque à tordre, se trémoussait pareille à une teufeuse qui a vieilli et ne trouve plus d'herbe assez forte pour s'oublier.

S'il y a un point sur lequel je n'avais pas menti à Assia, c'est que j'avais rendez-vous du côté de Saint-Germain. Le reste ne regarde que moi, mais je me félicitais tout de même de mon honnêteté, quand elle ne semblait voir qu'un mirage servi toute la soirée pour me laisser accéder à la vallée de sa poitrine. Hier c'était hier et, si je suis fier de quelque chose, c'est d'arriver à éteindre le feu des remords plus rapidement qu'un canadair. Alma, notre nuit n'est pas à regretter, tu sais, tu comprendras plus tard peut-être, plus tard oui, lorsque la vie t'aura prouvé qu'on n'y gagne rien à la disséquer – que les plus grands experts s'y sont cassé l'intégralité de la mâchoire. J'ai eu de la chance de tomber sur toi, après tout. Belle cela ne fait pas un doute, et curieuse avec ça. Les étagères d'une bibliothèque en disent plus sur les hommes que tous les mots à la file indienne. Toi, tu n'étais pas bavarde. Tu avais ce talent heureux, celui d'écouter le silence.

Depuis quelques mois, un vieil ami avait accepté de me lire, de juger mes mots. En échange je l'invitais à boire des verres, à tromper sa nouvelle solitude. J'allais le rejoindre justement et j'avais bien conscience qu'il faisait moins d'effort qu'avant sur nos lieux de rendez-vous. C'est ainsi : la manière dont les personnes s'adaptent au territoire est l'indice le plus révélateur de la perception qu'ils se font d'eux-mêmes. Saint-Germain-des-Prés. À part la coke dans les toilettes du Montana, on se demande ce qu'il s'y passe aujourd'hui. Les vieux s'accrochent à leurs trophées d'époques, espionnent leurs femmes de ménage ; les asiatiques imaginent Sartre au fond des cafés et les places de serveurs se revendent sous le manteau, tellement les pourliches sont insensés. C'est un peu comme le cimetière du Père-Lachaise, on aime dire qu'il est beau mais on n'a pas hâte de s'y retrouver. Si je parle de cela, c'est parce que fût un temps où l'on se donnait rendez-vous du côté de Belleville, entre les arabes et leurs jeux d'argent comme une relique des hippodromes de Constantinople, leurs milliards de cafés et l'overdose de sucre qu'ils digèrent.

Maintenant c'est moi qui vais à lui. L'inversement hiérarchique a boursouflé notre géographie. Je ne grimpe plus l'est mais je coule vers le sud – c'est comme ça. Il est des fois où l'on n'a plus son mot à dire, que voulez-vous, et mieux vaut oublier que nous l'avions un jour.

J'ai d'abord contourné l'Hôtel de Ville pour rejoindre l'Île de la Cité. La Seine semblait enfin parée à prendre les armes sur ses envahisseurs et le Zouave devait avoir sorti son tuba. Depuis, tout le monde parlait des rats. Les rats et encore les rats. *CRUES : CATASTROPHE NATIONALE* titrait *Le Parisien* – pour qui tout le territoire serait affecté par les caprices de sa majesté. J'admirais le fleuve comme une femme qui a enfin trouvé la bonne robe, argileux et inquiet, obscur tel celui qui mesure les conséquences de l'acte qu'il s'apprête à commettre. Quelques bienheureux prenaient des photographies munis d'appareils à dix mille euros. Les touristes demeuraient ébahis par le spectacle d'une Seine qui n'avait rien à envier à Jésus ; une Seine qu'on leur avait vendue bleue et pleine de bateaux-mouches. Il était neuf heures peut-être et, depuis longtemps, j'avais abandonné mon retard syndical – me résignais à arriver à l'heure et accélérais le pas.

Rat #5669

D'abord cet homme. Cet homme étrange et couvert de nuit. Cet oracle de malheur tout entier hissé contre notre race. Que lui avons-nous fait, nous ? Nous chassons les pauvres restes. Nous errons, éclairs d'ombres, de sens dévoué, de pattes accrochées sur ces chemins sales que nous concède l'espèce dite supérieure.

Mes enfants meurent. L'eau est arrivée comme une coulée de boue. Les niveaux sont montés là où on ne les avait jamais vus. Elle chante, cette boue, elle siffle, elle tousse la fin de notre royaume. Les terriers boivent les liquides barbares – ils absorbent le fluide malsain des deltas. Flotte désormais ce parfum de tombeau, d'apothéose du jour éteint – du silence qui restera légion.

La noyade est cette seule terre que l'on nous concède.

Voyage autour de Bruno Gracian

Bruno Gracian buvait un Schweppes Tonic. Il était neuf heures du matin. Ce comportement je le connaissais bien, c'était celui de l'homme qui a arrêté l'alcool depuis un moment car les pertes de mémoire devenaient problématiques. Celui qui ne s'y retrouve plus dans ces attitudes et ces discours, une fois le rideau tombé.

– Alors Bruno, bien terminé ?

La soirée d'hier on ne l'avait pas passée tous les deux. De source sûre je savais cependant que le monde de l'édition s'était donné rendez-vous pour un samedi soir *olé olé* dans un des clubs du quartier. Un ami devait y aller qu'il m'avait raconté, des pinces à serrer tu sais ce que c'est, puis j'avais dit oui sans vraiment acquiescer car, si quelque chose m'intéresse moins que les directions de ressources humaines, c'est bien les soirées où tout le monde parle de son squelette comme un jargon inventé à la minute.

– Ça va. Les nuits se ressemblent bizarrement quand on est à l'eau gazeuse.

– Tu m'étonnes j'ai dit, désolé de ne pas être venu, j'avais à faire.

Lorsqu'il s'agit de mentir à des proches, le secret est d'avoir l'air le moins concerné possible. Pour ce qui est de moi, je savais pertinemment que je devais sentir le marin post-naufrage, sorte de cocktail d'alcool bon marché et de molaires mal nettoyées où s'entassent les vestiges des paroles détruites. Pas loin de la rue des Saints-Pères, les rades se ressemblent tous les uns les autres mais, pour changer, Bruno avait choisi une sorte de bar-tabac qui ne tarderait pas à être repris par des Chinois. On s'épargnait pour l'instant les cafés sous-dosés et les écriteaux type « PAS FAIRE CRÉDIT » ou « CHANGEMENT DE DIRECTION : MARC MOUASSA A ÉTÉ REMPLACÉ PAR MR. JEAN CAISSE. » Un allongé j'ai dit au bedonnant teint gris qui traînait ses bretelles derrière le comptoir. J'avais été barman moi aussi. La question du respect ne se posait pas.

Les choses sont allées relativement vite, encore qu'il ait fallu passer par des politesses insincères, il y a quelque chose dans tes textes, Léo, mais il faut aller plus loin, plus loin encore, le travail toujours. J'attendais le moment où ces phrases disparaîtraient une fois pour toute du milieu de mes jours.

*

Bruno devait taper dans la quarantaine bientôt révolue. Il avait déjà de beaux cheveux blancs qui lui tombaient un peu en dessous des oreilles dans une sorte de chaos maîtrisé. Bien sûr, Bruno était gay. Au fil du temps, il m'avait souvent livré quelques aléas de son existence. Bruno avait débuté sa carrière à la télévision. De simple reporter culturel, il s'était hissé au rang de créatif majeur et proposait des pilotes d'émission pour Arte. Des années durant il avait arpenté le monde, une équipe réduite de trois ou quatre caméramans et preneurs de son à ses côtés. Bruno donnait la parole aux artistes et intellectuels du monde entier dans un format à en faire pâlir toute volonté télévisuelle actuelle. Pendant longtemps, donc, son quotidien s'était partagé entre voyages, interviews, relations sexuelles internationales et paie volumineuse dont il n'avait presque pas besoin pour vivre – lui-même haut placé dans l'empire des notes de frais.

Soudain, un nouveau directeur des programmes arriva qui avait évidemment eu son mot à dire sur la grille du moment, sa *signature*, et ne s'était pas gêné pour taxer Bruno de profiteur doublé de triple emmerdeur. Il faut dire qu'à ce que j'ai compris, Bruno ne passait pas inaperçu. Glisser chaque semaine sur ces mêmes rails TGV, là-bas vers Strasbourg et sa maison mère, était une tannée dont personne n'aurait voulu. Tout ça pour quoi demandait-il ? Participer à des rendez-vous d'assureurs et de pompes à système, une bande de coincés tu comprends, insupportables pour la plupart et, pourtant, voilà qu'ils te trouvent toujours quelque chose à dire – qu'est-ce qu'ils y connaissent, eux, dans leur bureau ? Je n'avais pas eu besoin qu'il me fasse un dessin pour imaginer les scènes qu'il déclenchait.

Par grande gueule, on décrit la capacité et l'aplomb nécessaires à sortir des énormités sans se faire casser la charpente après coup, jamais on ne m'a marché dessus et c'est pas aujourd'hui que ça va commencer, ouais je disais, t'as bien raison, et mince mais t'as jamais fait une pompe de ta vie j'ai pensé, avant de me dire à raison que si quelque chose ne voulait rien dire niveau castagne c'était bien l'entraînement physique – encore que vous tombiez sur un de ces tordus avec les oreilles en chou-fleur.

Peu après, Bruno était tombé en dépression, l'alcool bien sûr, et puis le reste. Je les emmerde qu'il répétait, oui, tant pis pour eux, ces pédés tu sais. Tout cela ne manquait évidemment pas de me faire rire car, bien qu'il n'ait pas de manières particulièrement efféminées, il fallait s'appeler Ramzan Kadyrov pour ne pas voir que son truc à lui c'était plutôt la plage arrière que le siège conducteur. Il n'a jamais voulu me le confier véritablement mais, je crois qu'au même moment, il tentait de se débarrasser de ses sentiments pour une de ces égéries homosexuelles que sont les mecs virils et mariés qui, soudain, se découvrent un penchant pour la matrice interdite. Il a des enfants, tu sais, je ne suis pas inhumain, c'est tout ce qu'il m'avait avoué, et moi j'ai pensé que sa femme à l'intéressé elle n'était pas la seule – qu'au final on était bien sots de juger la sexualité d'un homme comme on écrit des 1 et des 0 dans la moelle d'un processeur. Les hommes cachent tous en eux cette ambiguïté plus ou moins violente, celle-là que les hétérosexuels les plus hébétés détruisent consciencieusement à coup de maillet, bien enfouie sous les remarques machistes et sexistes qui les rendent aussi brillants que des essoreuses à 1 200 tours/minutes.

Bruno avait donc démissionné d'Arte, poussé vers la sortie. Il ne fallait cependant pas le prendre pour un idiot. Il ne partirait pas sans le parachute chromé et je l'avais compris le jour où il avait fait allusion à un *fist* avec le bras.

C'est sa passion pour la littérature qui l'a poussé à entrer dans le milieu de l'édition, Bruno. Derrière son look vaguement branché s'abritait un homme raffiné avec qui j'avais aimé parler de Vincent La Soudière et d'Alphonse Rabbe. Bruno avait du pognon et il s'était donné le temps d'apprendre le métier, pas si facile tu serais surpris, et moi j'acquiesçais, c'est un peu comme ces professions où tu voyages partout : on ne perçoit de l'extérieur que la beauté de l'exotisme, oublie que la lenteur des aéroports existe.

Rat #5835

Jamais je ne comprendrai les hommes. Je les vois depuis l'arrière des plinthes. Sous leurs sièges. Leur poids qui crisse, qui grince, qui gémit. Nous sommes bien plus silencieux qu'eux. J'entends leurs sons distincts. La rumeur dit qu'aucune race n'est épargnée.

Leurs yeux sont larges à ces créatures debout. Ils sont lourds et pleins de rage à notre encontre. Cette haine qu'ils traduisent. Ils estiment que la terre leur est due. Ils pensent dompter le feuillage de notre monde.

Une honte philantrope

– Tu m'écoutes, Léo ?

J'étais parti ailleurs, je ne sais pas où mais loin. T'es dans les vapes ou je rêve qu'il a lancé, tu sais je vois bien que t'es crasseux, t'aurais pu prendre une douche, non, et moi qui ne trouvais rien à répondre que mon espace-temps s'était dilué dans l'écriture toute la nuit, que je n'avais pas vu l'heure passer et que je ne voulais pas abuser de son précieux temps – que j'avais fait au plus vite, en somme.

– Arrête de me prendre pour un dernier.

Je me suis enfoui si loin que, même avec l'aide d'une foreuse sibérienne, personne ne m'aurait jamais retrouvé. J'ai sifflé le teint gris et lui ai demandé un vin blanc, au point où j'en étais je n'avais plus que ça à faire. Je le sentais bien, que Bruno ne pouvait vraiment plus m'encadrer. Il s'était engagé, cela dit, et de sa carrière il avait conservé cette fidélité d'aboutir dès lors qu'il avait donné parole. Il voulait que je m'investisse plus et il n'avait pas tort. Progressivement, en somme, progressivement les choses se sont affaissées.

C'était à Belleville il y a quelques mois. Depuis, l'alignement a tremblé. Une galerie tout au fond de la rue Tourtille. J'avais rendez-vous avec Bruno et, quelques heures après, le temps de finir nos discussions, il m'avait proposé de l'accompagner à un vernissage dans le coin. Tu vas voir ce sont des amis – ils sont super. Une mannequin étrangère que j'avais rencontré la veille venait de me planter et je me disais que c'était bien dommage car elle m'avait vraiment tapé dans la rétine, *can't do tonight. gotta catch some work people. lots of x.* et si j'avais su que pour cette raison Bruno en arriverait là je t'en aurais voulu, toi l'étrangère.

Ils sont fatigants ces gens de la mode. Toujours à courir à qui ira le plus vite, ne regardent même pas le paysage. À quoi bon servir de porte-manteau, partout dans le monde, quand on ne prend pas le temps de se retrouver seul face à son reflet, là, sur ce comptoir aléatoire de centre-ville. Oui mais tu sais, la mode ça ne dure pas, il faut en profiter – excuse classique. Y'a qu'à voir comment qu'ils les traitent les agences, taxés à soixante-dix pour cent et entassées dans des studios-dortoirs minables pour la plupart – on ne leur laisse même pas le privilège de ne pas avoir à s'infliger ces soirées en bande de mannequins, le soir venu. J'en connais qui ne savent même plus dans quel pays ils ouvrent les yeux, le matin, tellement le rythme est effréné. Le travail c'est le travail, on n'est quand même pas à plaindre ils disent toujours. Évidemment, gagner trois smic en une heure fait rêver tous les gamins de la galaxie mais, quand même, l'envers du décor n'est pas joli à voir. La tune d'accord, mais la tune au détriment du reste : jamais.

Bruno et moi, donc. À cette époque il n'avait pas le lever de coude léger – conservait des vestiges de sa vie de journaliste passée où, bien forcément, il se devait de boire des whiskys secs dans chaque hôtel international où il posait valise. Ce n'est que par les paroles que l'on lutte contre les clichés. Lorsqu'il s'agit de les vivre, tout le monde s'en contente bien. Voilà qu'en passant devant le relais Belleville je lui propose de s'en envoyer un quand même, pour la route, et que ce bar je l'adore, qu'il est vraiment vétuste et qu'il ne va pas tenir la pression face à l'armée de saboteurs. Par saboteurs j'entends ceux qui viennent coller du papier peint tropical aux quatre coins de leurs bars à cocktails d'avaleurs de sabres. Ferme-la, je t'en prie, avec ton Mezcal authentique et ton concombre altermondialiste ; sers-moi une Kronenbourg, avec ou sans gaz. C'est sur le chemin que je lui ai dit, la galerie est au bout de la rue.

– Le comptoir colle.

Justement Bruno, justement. C'est à ça qu'on reconnaît un rade un vrai, ceux qui ne font pas d'effort sur la carrosserie – ceux qui ont une attitude intéressante. C'est un peu comme les fringues tu sais, moins ça a l'air travaillé plus cela fonctionne. Bruno, bienvenue dans l'antre du quartier. Je ne pouvais pas lui jeter la pierre : les premières fois, on ne se risque pas sur les cacahuètes – il est vrai qu'elles ont l'air suspectes et, à voir l'état de la marchandise humaine, on ignore où on met les doigts. Et alors ? Le barman est d'une lenteur extraordinaire et pas aimable avec ça, qu'est-ce que ce sera, un ton plus désabusé qu'Hervé Guibert, deux bières, Pelforth évidemment, toujours prendre la moins cher dans ce genre d'établissement, question de perpétuer les traditions. J'ai jeté deux pièces de deux euros comme à un lazzarone et c'est limite s'il n'a pas acquiescé façon *c'est bon, ils connaissent la maison.*

– Deux *shots* s'il vous plaît, rhum, oui.

Les verres de deux centilitres se sont positionnés devant nous comme le premier présage d'une soirée qui allait de toute façon déraper. Qu'est-ce que c'était cliché je pensais, mais le cliché est une marotte comme une autre je l'ai déjà dit, la répétition d'un ordinaire pas plus ordinaire que les autres.

À peine vidés et parce que rien n'est meilleur qu'un enthousiasme qui a raison j'ai recommandé une tournée puis deux, trois. L'alcool fit son petit bout de chemin chez Bruno et ses yeux commençaient à trahir le brouillard léger qui s'ouvrait devant nous comme un tunnel à l'éclairage défaillant.

– J'étais sur un tournage en Iran. C'était il y a quelques années. Un homme a changé quelque chose en moi, je te l'ai déjà raconté ?

– Je ne crois pas.

Bizarre je me suis dit sur le coup. Bruno s'était redressé et quelque chose changea dans ses yeux. Quand je bois je ne deviens pas plus intelligent, c'est-à-dire que je m'avachis de plus en plus et Bruno, lui, semblait pris d'une sorte de respect pour ses propres paroles – le moment était vraiment étrangement choisi.

– Je travaillais encore à la télévision à cette époque. Nos bureaux étaient à Issy-les-Moulineaux. Un matin, quelqu'un a frappé à ma porte et m'a proposé de l'écouter quelques minutes. Un jeune homme d'environ vingt-trois ans, très beau, quelque chose de particulier sur le visage. Il m'a plu tout de suite, m'a tendu un CV et m'a dit qu'il aimait beaucoup notre programme. Tu sais quelle a été ma réaction ?

J'ai fait un signe de la tête. Les cacahuètes n'étaient pas si mauvaises.

– Je l'ai envoyé sur les roses d'une force, t'as pas le niveau je lui ai dit, et on ne se présente pas comme ça sans prévenir, qui t'a laissé entrer ? J'ai vraiment réagi comme un fou et je ne sais pas pourquoi. L'égo, sûrement, qui m'inondait le crâne. Allez va-t'en, maintenant, et je me souviens parfaitement de lui, son regard ébahi et doux et meurtri, allez fous moi le camp, et moi qui claque l'entrée comme s'il était venu m'annoncer qu'on me découvrirait une saloperie qui creuse sa tombe quelque part dans ce monde qui n'a jamais eu lieu.

Quel rapport avec l'Iran je demandais tout en questionnant la fausse bonne idée qu'est celle de commander du vin dans ce genre d'estaminet – se méfier des bouchons de plastique, règle de base.

– Une semaine après, je partais en Iran rencontrer un écrivain censuré dans son pays. Nous nous étions fait passer pour une ONG, à l'époque cela fonctionnait encore – ce n'est pas le sujet. Les yeux du petit je les avais encore bien gravés tout au fond de moi, t'es vraiment une ordure voilà ce que je me disais et, en même temps, cela m'avait procuré quelque chose d'indescriptible, d'électrique. J'ai demandé à l'auteur iranien dont on avait brûlé toutes les publications comment il vivait sa retraite forcée, l'acharnement qui s'était abattu sur lui. Avant de se terrer ici, il avait passé plusieurs années en prison, s'était probablement fait torturer – il refusait pourtant de se plaindre de quoi que ce soit.

– C'est costaud.

– Je l'ai questionné : comment était-il possible qu'il ne ressente pas de haine contres ces gens, tous ces salopards boursouflés à monosourcil, et m'attendais à une devise pseudo-intellectuelle, persuadé vraiment qu'au fond de lui la haine bouillonnait et que si, maintenant, devant lui et à sa merci, les hommes responsables de sa situation lui étaient livrés, il n'hésiterait pas à appuyer sur la gâchette.

– Il n'est pas le dernier dans son cas j'ai dit.

Un mec a gueulé si fort qu'il a interrompu notre discussion. Il m'a effrayé, ce type, et je me suis retourné d'un coup pour constater qu'il venait de gagner aux courses. JE L'AI criait-il, JE L'AI ENTIER, et il partit embrasser le barman qui soudain revenait à la vie, devait percevoir qu'une grosse caresse était sans doute envisageable.

– TOURNÉE DE PICON qu'il a hurlé.

On l'a remercié bien grassement, bravo mon pote t'a gagné combien, SANTÉ SANTÉ répondait-il seulement – j'en déduisais que ça devait être un sacré pactole. Toujours est-il qu'à l'heure où je parle il ne lui reste probablement rien à ce saltimbanque – chacun sait que l'argent ainsi acquis rend aussi malin qu'un sécateur.

– Et donc j'ai lancé en m'adressant à Bruno, on en était où ?

– À la gâchette, est-ce qu'il aurait tiré.

– Ah ! Oui, c'est sûr.

– Bien sûr qu'il aurait tiré. Je l'ai compris à son regard et j'étais d'ailleurs surpris qu'il l'admette. Les plus grands pacifistes sont généralement ceux qui ont le plus de violence enfouie en eux. Tout au fond d'eux. Il n'était pas de ce genre, lui. Il ressemblait à une bourrasque immobile, à une peine de mort détendue.

– Ce truc est tout à fait immonde.

– Oui, un autre !

Nous avons bu la spécialité de la maison, un rhum caramélisé dont même les marins centenaires paumés sous leurs houles bretonnes ne voudraient pas, et je commençais à me dire que cette soirée pourrait devenir plus amusante que prévu.

– Ce n'est pas le fin mot de l'histoire. Pour répondre à ma question et après avoir validé le fait qu'il n'hésiterait pas à tirer, voici ce qu'il m'a répondu :

Ceux qui, sans nous connaître assez, pensent mal de nous, ne nous font pas de tort : ce n'est pas nous qu'ils attaquent, c'est le fantôme de leur imagination.

Ensuite, Bruno m'a expliqué que depuis ce jour il n'était plus le même. Le petit qu'il avait envoyé se casser les dents ailleurs l'avait hanté, plusieurs semaines durant, et qu'il était devenu pratiquement mystique tellement s'atrophiait son encéphale. Chaque soir, il observait le plafond, comme si les derniers films y étaient projetés ou que l'air s'était transformé en adrénaline, impossible de fermer l'œil, se répétant qu'il avait passé sa vie entière à la charge contre ce fantôme. Il le savait maintenant, toute son existence n'avait été que foutaises, offensives contre le néant de ses tissus, de son cœur, de son âme, de ce résidu qu'il incarnait. Des jours, des semaines entières il avait tout fait pour retrouver le gamin, lui présenter ses excuses. Je lui aurais filé un boulot et pas des moindres. Bruno était convaincu que le petit lui en voudrait toute sa vie. Jamais il ne l'avait retrouvé, et il vivait avec la moralité que sur vingt personnes qui parlent de nous, dix-neuf en disent du mal et le vingtième, qui en dit du bien, le dit mal.

– Rivarol.

– Pardon ? j'ai dit.

– Citation de Rivarol.

Ah, désolé, j'étais resté à cette vidéo du petit gros qui se prend une baffe dans un parking, fasciste décérébré et sa revue du même nom, puis je me dis que j'avais lu quelques traits d'esprit du vrai Rivarol dans un recueil du XVIIIe. Le polémiste, oui. Je crois que Chateaubriand en parle dans ses *Mémoires d'outre-tombe*. L'idée de taper *CLAQUE GIFLE RIVAROL PARKING* sur google me taquinait quand même. Que voulez-vous, on ne se lasse jamais de la soumission de ceux qui selon nous la méritent. Rivarol, le vrai. L'homme était bizarre, brillant certes, mais perdu dans sa propre splendeur. Ce n'était pas le sujet. Après une dernière bière et cette dérive sur les ancêtres littéraires, Bruno me raconta avoir découvert, par la suite, que les mots de l'Iranien étaient justement de La Bruyère – qu'il avait trouvé ça fantastique. Absolument fantastique, oui, qu'au fin fond du Dasht-e Kavir résonne la vieille cour littéraire française.

Il n'avait pas tort et moi j'avais lâché les loups.

Rat #5909

Il y eut des pas épais. Cette graisse suintante sous leurs tissus ridicules. Ces créatures n'ont pas de pelage et pensent prétendre à la fin des temps.

Je suis sorti trop tard. Mon frère agonisait. J'aurais voulu lui dire combien sa revanche serait rendue. Il m'observa. Je restais immobile. L'homme couvert de nuit n'était plus dans la pièce. J'entendais ses membres craquer sur le plancher de notre refuge. Nous ne choisissons pas de vivre entre les étages. Qui voudrait de cette poussière, de ces résidus, de cet air au goût de cendre, de braise, de mâchefer. Son corps était immobile, déjà. Cette substance. Bientôt l'homme couvert de nuit arriverait.

Combien de fois j'ai fui. Combien de fois ai-je dû courir, m'épargner l'odeur des flammes mêlées à notre sang – des abysses où coulent nos descendances.

Le sablier de Belleville

Les choses auraient pu en rester là, quelques confessions de comptoir de plus au fond des poches, la vue qui se trouble et le monde entier qui paraît voué à disparaître une fois pour toutes. Allez viens, Léo, on y fait un saut. Il était déjà trop tard selon moi et surtout dans mon crâne ; ça se termine toujours après l'heure prévue tu sais bien, et voilà qu'on était au milieu de la rue à s'allumer des clopes comme si l'avenir de l'humanité en dépendait. Si c'était à refaire, j'y réfléchirais à huit fois vu mon état. C'est bien le problème, avec les *si* : chacun viendrait déposer la moitié de son vécu dans l'usine de recyclage.

Je m'attendais à un truc d'art contemporain comme Belleville en compte des milliers, quelques bouts de tôles empilés au milieu de peintures *abstraites*, des vidéos de chiens qui aboient, qui défèquent en boucle et un texte qui questionne *la relation de l'artiste avec son temps et le temps comme appartenance non plus au présent mais au futur du passé.*

Il a d'abord fallu passer par une ruelle et, si mes souvenirs sont bons, c'est là que Bruno Gracian m'a annoncé qu'il me trouvait *différent*, quelque chose *d'inquiétant* chez toi tu sais. Je n'ai d'abord rien compris et je lui ai dit que c'était peut-être car j'avais deux bras et un nez mais que mes jambes étaient bancales à l'heure qu'il est. En deux temps, trois mouvements, voilà que je me suis retrouvé devant une table sur laquelle plusieurs cubis de rosé s'étaient fait saigner façon Saddam Hussein.

Quelques dizaines de secondes. C'est ce qu'il m'a fallu pour comprendre que les migrants étaient le sujet de l'exposition. Il y avait des barques avec des photos de crimes à l'intérieur, du faux sang qui coulait en gouttelettes épaisses dans l'étau d'un sablier géant sur lequel était inscrit « OUR BLOOD » et d'autres sagesses altermondialistes d'ailleurs bien plus destinées au portrait-robot des *artistes* présents qu'à sauver qui que ce soit.

– Laisse-moi te présenter Granda, m'a lancé Bruno.

J'ai plissé les yeux mais rien ne s'est passé ; voici que le trou noir s'est refermé sur moi avec Granda à l'intérieur.

– Écrivain ? C'est intéressant. De quoi est-ce que votre livre parle ?

Ses cheveux étaient longs, d'un noir absorbant, mais la couleur sonnait faux avec son visage. Elle était de celles dont le reflet est toujours plus comblé que la réalité.

– Ce sont des poèmes, a dit Bruno, Léo s'est beaucoup intéressé à la résignation.

Résignation ou pas tout ce que je voulais c'était être partout ailleurs sauf ici. Oui j'ai dit, entre autres, des poèmes et des pensées. Des fragments, disons.

– J'écris aussi a dit Granda, et elle s'est retournée pour me montrer une affiche où était inscrit « AVEC FORCE – JAMAIS AVEC VIOLENCE ».

– Quel genre de poésie ?, a-t-elle continué pour enfoncer le parpaing, j'organise bientôt un autre événement autour des migrants, comme chacun le sait le sujet est grave – il faut en parler ! Fort ! Ce gouvernement... vous savez. Tu serais intéressé pour y intervenir, Léo ? On pourrait y faire une lecture

– elle chuchota que des personnes importantes seraient au rendez-vous.

Faire des poèmes c'est comme faire l'amour j'ai répondu, on ne sait jamais si la joie est partagée. La phrase est de Cesare Pavese et, avant même que j'aie le temps de le nommer, Granda s'est esclaffée d'un *formidableeeee* comme je n'en avais entendu depuis un film des Inconnus. *Le Métier de vivre*, Pavese l'avait bien trouvé, son titre, et si c'est un boulot je devais être en train de récurer des bennes à ordures d'avarice en ce moment même. Formidable ! Du coq à l'âne ou du moine aux bœufs, je ne sais plus, voilà que tout d'un coup elle me questionnait sur ce que j'avais pensé de l'exposition.

– *Engagé* ! a dit Bruno, comme si grâce à eux le bassin méditerranéen s'était soudain serré pour y laisser traverser les convois d'âmes à la dérive. *Engagé* !

– Pas mon truc j'ai dit pour ne pas faire mauvaise figure.

La réponse me paraissait parfaitement mesurée et subtile mais voilà que Granda s'est mise à ouvrir grandes ses paupières, si grandes que c'était à se demander s'il y avait des flammes en dessous et que tout cramait en haut dans l'abribus.

– Alors le sort des migrants ne vous intéresse pas ?

J'ai trouvé ça intéressant qu'elle se remette à me vouvoyer à ce moment précis, lorsqu'elle sentit que le sens du poil n'était pas ma tasse de thé et, qu'en terme de caresses, j'avais abandonné le zoo depuis longtemps. J'ai fait de grands yeux moi aussi, dans moins de cent ans se jouera l'exode de centaines de milliers de personnes à la frontière indo-pakistanaise. Ce n'est qu'un exemple. Que l'on échoue à prendre nos responsabilités aujourd'hui me laissait craindre le pire pour l'humanité – tout ça n'était pas nouveau – et que si je voulais ma part de crime c'est à Calais que j'irais, pas dans un atelier à onze mille euros le mètre carré.

– Sacré Léo, a dit Bruno Gracian, sacré Léo, comme si quelque chose s'apprêtait à exploser dans ses mains, *ha ha*! Ne le prends pas pour toi, Granda, il est ainsi, et si on allait prendre un dernier verre?

Dommage pour lui Bruno était devenu invisible et l'autre sentait son orgueil l'étouffer pareille à une bête qui suffoque.

– Donc selon vous il ne faut rien faire et attendre bêtement?

J'admets que j'aurais pensé qu'elle gagnerait cette joute, vu mon état d'ébriété; tout cela était simplement décevant. Non, bien sûr j'ai dit, votre investissement est magnifique et profond, et je lui ai demandé l'adresse web où je pourrais en voir plus et m'abonner à sa *newsletter*.

– Qui est ce pauvre type a-t-elle demandé à Bruno qui avait subitement réapparu?

Je lui aurais donné quarante balais à Granda, mais voilà que dans sa colère elle en faisait un petit trente bien tassé – c'est excitant j'ai pensé sur le coup. Ses fesses devaient être serrées, parfaitement serrées, et le plus vaillant des passeurs n'y aurait pas réussi quelconque traversée à ce moment même. CEUX QUI SONT INCAPABLES DE CRÉER L'ART VEULENT LE DÉTRUIRE s'est-elle mise à aboyer, CEUX QUI SONT INCAPABLES DE LE COMPRENDRE.

Sur ces mots j'ai hissé les voiles une bonne fois pour toutes et toutes les voiles dans le vent de la fuite. Un grand ciel menaçait les marins sur les eaux de la ville. Des lueurs s'y accrochaient pareilles à des hameçons trop lourds. Ils tomberaient bientôt. Plus rien ne serait visible que la grande mascarade des temps lointains et de l'infini dans sa boule à neige. Les noyades seraient précipitées. Dans les égouts s'activaient les administrations de l'amnésie, je les sentais hurler, hurler encore, s'organiser pour la chute. Je ne coulerais pas, non. Pas moi. Et puis les prises d'otage ne m'enchantent pas, Gronda; je me passe volontiers de ces chaussons aux pommes. Chacun son truc. Je ne me souviens de rien d'autre, plus tard, sinon de Bruno qui m'incendie à l'essence, espèce de petit con et tais-toi, Bruno, tu veux, je ne suis pas un moine bouddhiste – tu peux ranger tes allumettes ; voilà comment la nuit s'est éteinte et notre amitié avec.

Rat #5998

Peu importe s'il faisait jour ou si la nuit raclait sa gorge. Peu importe si le temps roulait, sautait ou pliait valise – si les vents, les courants indiquaient la marche à suivre.

Qu'importent ces terriers où s'enfilent nos vies en perles sans valeur. Comme boussole la haine est un outil qui oublie de mentir.

Examen de solitude

Cette fois et contre toute attente, mon rendez-vous avec Bruno Gracian s'était bien terminé. Je pensais à cette femme quittée le matin. Me rassasiais d'images douces et banales. Le temps est toujours lisse et atténué, dans la répétition du sommaire.

Il avait fallu que je recommande deux blancs puis un pichet avant que les idées ne se délivrent, t'es qu'une raclure me disais-je en embrassant le bord de mon verre, tu te prends pour un de ces grands poivrots à la vision transcendantale, tu n'es qu'une enclume, et Bruno qui continuait de me féliciter sur quelques avancées, voilà où il faut que tu ailles.

Heureusement, Simon était rentré et je pouvais compter sur lui, désormais, en ce qui concerne l'amitié, la vraie. J'avais été content de le retrouver et n'avais d'ailleurs pas caché ma joie. Simon, que c'est bon de te voir, le voyage s'est bien passé ? Au Mexique, le fuseau horaire ne laisse pas de place à Paris. Nous n'étions pas du genre à forcer la technologie, tu sais Skype ce n'est pas mon truc, j'espère que tu ne m'en veux – bien sûr que non, n'en parlons plus. Puisque nous sommes seuls quoiqu'on en dise, la distance ne crée rien d'autre qu'un énième vide fictif. Simon me racontait que la vie à Mexico n'était pas plus ignoble qu'ailleurs, que l'on inspirait de l'air pollué et qu'on expirait des doutes contaminés ; que la nourriture était trop grasse, partout ; que les expatriés continuaient de s'enliser dans le cliché d'eux-mêmes et que l'intérêt de la ville tenait à ce qu'il fallait être prudent, une certaine heure passée – qu'on ne filait pas incognito et que les taxis étaient de vrais guêpiers dans le genre voyage au bout des terrains vaguement vagues.

– La résidence s'est bien passée, au moins ?

Bien sûr que la résidence s'était bien passée. Simon avait eu le temps de ne rien faire aux frais de l'Institut Français, de boire des corona et des campari-soda avec quelques types qui enchaînaient les invitations pour entretenir leurs foies, que l'inspiration ça n'existe pas tu sais, qu'on peut faire à neuf mille kilomètres ce qu'on peut faire ici.

– J'ai quand même eu le temps de réfléchir à de nouvelles idées.

C'est bien ça, les idées. L'inaction primitive en est le terrain fertile, c'est connu. Les résidences devaient servir à cela : labourer le champ des possibles en exploitant l'inertie.

– Une revue, par exemple.

– J'en ai entendu parler j'ai dit, paraît que t'étais en forme à la *fusion*.

Simon m'a jeté un œil introspectif. L'air était solennellement vieilli dans cet appartement.

– Elliot m'en a parlé j'ai poursuivi, constatant qu'il attendait une réponse à son silence de poupée gonflable.

J'ai vite compris qu'il ne voulait pas parler de la *fusion*, je ne sais même pas pourquoi j'y suis allé, Léo ; c'est toujours pareil, ça – ici les lendemains sont perpétuellement chargés d'amertume.

– Alors Paris ne t'a pas manqué ?

– Oui et non, tu sais. C'est toujours oui et non.

Sur ce point Simon avait raison. J'en avais déjà tiré le constat : une ville ne manque jamais tout à fait. C'est certaines habitudes bien ancrées, là, tout au fond des membranes, qui reprennent le dessus – cette ruelle précise, à l'angle, les guéridons comme des enfants qui chahutent, partout ; les amis qui racontent n'importe quoi et les appartements que l'on ne ferme plus à clé tant les allers-retours sont incessants. Sur le fil. C'est sur le fil qu'il faut la vivre, sa ville. L'amour, la haine – bien sûr. Mais le fil s'apprivoise, lui. Il respire. Il parfume les ciels et rote son vieux destin. Il a ses humeurs. Son tempérament. Un pied dehors, un pied dedans. Et les jours qui paraissent monotones mais qui resplendissent de cette force inqualifiable, aliénante – cette force du quotidien de néant qu'est la notice que personne ne lit sous l'existence.

J'ai regardé autour de moi et rien n'avait changé. Ça ne venait pas, cette réponse. Pourquoi ne s'était-il jamais résigné à déménager, Simon ? L'argent, c'est toujours un problème. Simon pourtant savait y faire et pour une fois là n'était pas le souci. Bien sûr que non, pas rentier. Il vivait de quelques photographies qu'il vendait à des collectionneurs autoproclamés *défricheurs*. Son talent à Simon c'était surtout ses aptitudes sociales. Partout où il allait il ne passait inaperçu, invoquait des forces abstraites de génie du verbe, de présence hors-norme ; exerçait de toute éternité une fascination sur le monde qui l'entourait, qui lui léchait la moelle et les rêves, espérait d'un peu de son goût quelque part sur leurs sensations clonées. N'allez pas croire qu'il était de ceux que l'on appelle *grand artiste*. Il n'en avait rien à peser, d'être *grand* ou d'être *artiste*. Il était juste un peu des deux. Au fond, il savait très bien que c'est par le travail seul que l'on devient grand, ou par une opération chirurgicale compliquée, peut-être aidé du confort d'une mini-vision – mais le travail c'était long et surtout contraignant. Alors, il avait choisi la photographie.

En tenant ce discours on se ferait bien des ennemis, la photographie est un art à part entière, comment osez-vous, parler d'art mineur et d'art majeur tout cela est dépassé comment osez-vous, comment osez-vous encore et encore osez-vous.

Ce que je veux dire, c'est qu'avant d'entamer sa carrière de photographe, Simon avait tâté le terrain ailleurs. Il commença par la musique, Garage band et une bonne carte son suffisent depuis des années en l'espèce de bâtir une maquette digne de ce nom. Ses influences, malheureusement, avaient toujours été pointées du doigt comme trop criantes et, de nouveau, on l'avait taxé de pâle copie de *x* ou de *y* – ce à quoi servent tout au plus les scènes dites *tremplins.* Ça non, les concerts n'aidaient pas, la bouteille de gin en relique et les accords esquintés comme des carrosseries sous des tornades de clés ; les salles vides et les quelques amis qui, orphelins sociaux, tiennent tête au manifeste : le talent n'y est pas.

Les années eurent raison de son ambition musicale mais Simon n'avait pas dit sa dernière syllabe. Il possédait le réseau. Ce truc fétiche. Ce gri-gri obscène. Cette chose en érection que tout le monde veut sentir comme un carillon sous la glotte. Il suffisait de se promener avec lui rue de Bretagne pour s'en persuader, comment vas-tu Simon, les projets avancent, n'oublie pas de m'inviter au vernissage, et lui se contentait de quelques remarques habiles, j'ai lu ton dernier livre, ton dernier papier, ta dernière mascarade, ta dernière épitaphe, tu devrais songer à passer à un format plus long, mon vieux ; tu sais qu'ils jouent Steve Reich la semaine prochaine ? J'espère t'y voir – et Simon claquait des bises plus qu'il ne serrait de mains, les femmes à ses chevilles, les femmes à ses orteils, les femmes sous ses semelles, tandis qu'il les aimait pour tout sauf le sexe.

Le cul c'est quelque chose, la logique veut qu'on y réfléchisse d'abord pour le plaisir – pas Simon. Parce qu'il savait très bien qu'il plaisait, il avait tout à fait renié ses pulsions matérialistes. Ce qu'il cherchait quand il cherchait, c'est-à-dire comme tout le monde perpétuellement, ce n'était en nul cas l'éjaculation magnifique et désolante, les quelques secondes qui transportent hors des atomes, qui font s'ouvrir l'espace, l'éther, les rétines qui se contractent et le drap noir et invisible du Tout qui vous enveloppe. Non. Simon était beaucoup plus pragmatique et c'était sa force. S'il fallait séduire la femme de quelqu'un pour accéder à un réseau, Simon se dédierait à la charge. Les vieux corps froissés d'ailleurs ne l'effrayaient pas plus que les talents fripés. J'irais jusqu'à dire qu'il aimait le handicap des vagabondages du temps sur les épidermes. Sentir son sexe se dresser devant une vieille pleine de désir était un exercice qu'il menait à la perfection – ces corps qu'elles boivent comme un élixir.

Davantage que ses mots, son bas-ventre était sa carte de visite. Simon était malin. Aussi il avait toujours fait attention à ce qu'on ne parle de lui comme un gigolo, mais comme un homme providentiel des muqueuses. Simon moi je l'aimais pour autre chose et ce n'était pas pour son mat. Notre amitié s'instaurait aussi bien dans le silence que dans la cacophonie délavée d'un club sous le courroux des astres – dans le vin autant que dans les thés remplis de déserts arides.

Après sa période musique voici qu'un type lui avait fait don d'un atelier du côté d'Asnières – là où on caressait Paris ce vieux clébard. L'endroit paraissait convenable. Quelques artistes en voie de maturation s'y exerçaient les chambres à air, payaient leurs assistants des salaires plus ou moins corrects en échange de leurs systèmes respiratoires, de leur vie sentimentale, fouillaient çà et là les reflets de leur carrière en devenir – tout ce que le monde des ateliers contient de plus classique. Un de ces artistes l'avait branché sur du matériel labo dont il ne voulait plus et voilà comment tout avait débuté, les bâches noires que l'on tend partout dans la pièce, l'hermétisme de la chimie et du cœur isolé du monde extérieur et les heures, les heures en défilée chaque nuit comme des dictionnaires de synonymes ; ces nuits où l'on exerce la magie du gélatino-chlorure d'argent pareil à un enfant qui, sous ses yeux, découvre instinctivement le champ lexical du sentiment amoureux.

On ne peut dire le contraire : très vite Simon s'était découvert un grand talent et au sens propre, c'est-à-dire pas comme dans les bars – *nom masculin, du latin* talentum, *unité de poids ou monétaire, aptitude particulière, disposition naturelle ou acquise à faire quelque chose.* Il comprit que le support était tout aussi important que le sujet et délaissa le papier pour projeter sur divers subjectiles, du PVC au céramique, et dépassa ainsi le cadre de simple photographe pour s'inviter dans le monde sournois et fasciste de l'art contemporain. Simon avait capté l'onde de choc. Le médium était tombé dans la mare de sa compréhension en ravageant ses aptitudes. Il savait comment mener la barque. Ce n'est pas bien compliqué, une barque. Mais trop de barque tue la barque. J'ai bien cru qu'il allait y passer, lui aussi, à un moment, par ce fleuve étendu qui transforme l'humour en prétention, le second degré en matière primordiale, mais Simon n'en avait pas plus à polir que moi du CAC 40 et on se collait des bonnes tranches de rire quand, certaines fois, des collectionneurs venaient lui serrer des mains à petit-four dans ce qu'ils appellent très formellement les *visites d'atelier.*

– Rien n'a changé, cet appart est toujours un calvaire.

– Tu l'as dit.

– C'est d'en face que vient cette odeur ?

– Ouais. Pas encore eu le temps de faire connaissance avec mes nouveaux codétenus.

– Ça doit être du propre.

On pourrait dire que le premier voisin de Simon était un mur. Un grand mur tout fissuré façon parti bolchévique sur lequel on devinait les vies qui s'étaient dissoutes en son intérieur. C'était une pièce de seize ou peut-être dix-sept mètres carrés bien tassés, avec sa petite entrée où il pouvait tout juste poser un portant pour sa collection de costumes – là et dans les toilettes où il avait aménagé des rangements d'infortune. Un peu comme à Manhattan, c'est de l'air qu'il avait optimisé, du mètre-cube et du centimètre-cube. Il n'y avait rien qu'une fenêtre et ce vis-à-vis monstrueux sur le béton, digne d'un miroir où se lisait la condition bien plus facilement que sur l'horizon tout en bourrelets des océans. Sa taule Simon avait tout de même le mérite de l'avoir plutôt bien aménagée. Les efforts étaient minimalistes et donc majeurs. Une table en bois brut, un clic-clac pareil à un étau à colonnes vertébrales – dos cassé ou remboursé – et un bureau, c'est tout. La lumière quant à elle ne fut pas laissée au hasard. C'est la plus grande des escroqueries, cette lumière, et il faut bien savoir lui mettre des coups de tibias thaïlandais quand on agence quelque part. *Multiplier les lumières diffuses*, tous les conseils d'intérieurs le disait, *multiplier les lumières diffuses pour instaurer des jeux d'ombres chaleureux*. Il fallait être idiot pour l'ignorer et les ignares qui vivent sous leurs néons d'hôpitaux je ne les comprendrai jamais, je ne veux pas les connaître – cette qualité en dit long sur le goût.

En face ce n'était pas un immeuble d'habitation ordinaire et c'est ça qu'il aimait bien Simon. D'abord la cour faisait remonter la chaleur – on n'y avait jamais froid et même dans les minimales les plus solides d'hiver. Nos poils restaient souples et nous plaisantions surtout à écouter les conversations des idiots-à-batterie d'en face, ignorant eux-mêmes que le son y résonne ici comme dans une techno parade.

Des après-midis entiers, il s'agissait de couper la musique au premier cri, se réjouissant d'embrouilles de clodos, de robespierrot, de p'tite pièce s'iouplait et autres scènes conjugales de bon de réduction. Simon s'était renseigné et, à dix-neuf euros la nuit, nul doute que le palace attirait les plus hauts technocrates. Toujours je m'étais dit qu'un jour ou l'autre je m'y paierais une escale pour pouvoir en parler quelque part de cet hôtel – jamais je n'avais franchi le cap, une de mes habitudes. J'étais naïf, c'est sûr, naïf et bon pour le goulag, et m'attendais à me cogner des scènes à la Eugène Dabit dans son *Hôtel du Nord* – aujourd'hui *Hôtel Konbini* – mais rien du tout, probablement que j'aurais uniquement récolté des puces de lit qui vous bouffent l'épiderme et une mycose cueillie quelque part entre la douche et le cénotaphe. Quoi ? Un jour les maladies seront *vintages* elles aussi, dites-le-vous bien, et les *back-packers* du monde entier vendront leurs peaux rouges et leurs ukulélés pour un peu de tourisme de la moisissure.

Parce que des princes saoudiens avaient parfois les moyens de payer la chambre à la semaine, de la nourriture traînait régulièrement sous les garde-corps, sur les corniches, les dénivelés, tombait parfois, souvent, ce qui attirait sans sursaut les pigeons et les parodies de corneilles qui se réjouissaient d'avaler autre chose que des mégots. De ce fait, la cour se transformait à certaines saisons de l'année en volière hitchcockienne et en cuve à odeur de compostes Carrefour Market. Simon aimait se sentir en collocation avec ces gens. Il aimait se souvenir de cette grosse femme noire qui, à toute heure de la journée, s'appuyait sur sa rambarde, littéralement face à sa façade, à fumer des cigarettes jusqu'aux racines. Simon avait lu en elle plus que le vide qu'il disait, c'était sa résignation en chair et en os, l'absence de volonté à l'égard de l'idée même de volonté, c'était beau Léo j'aurais aimé que tu la rencontres disait-il.

– Tu lui parlais ? je me souviens lui avoir demandé.

Il m'a regardé, ébahi comme un touareg pris de potomanie.

– Bien sûr que non.

– Qu'est-ce qui t'en empêchait j'ai dit ?

– Qui m'en empêchait ?

J'ai tenté de lui rendre la pareille, ébahi comme un touareg pris de potomanie.

– Oui, qui t'en empêchais ai-je répété.

– Rien, absolument rien.

– Pourquoi pas, alors ?

– Tu crois qu'une femme en tête à tête avec un mur en a quelque chose à faire de tes paroles ?

Ça faisait mouche mais je ne m'en rendais pas compte. Certains constats se forment comme on borde son passé et toutes ces vieilles péripéties désuètes qui lui saturent le CO_2.

– Peut-être bien que non j'ai dit.

– Tout était déjà foutu.

– Qui sait, elle se sentait peut-être seule ?

– Non a jeté Simon. La solitude ne peut se passer de mots. Les plus seuls sont les plus bavards, c'est ceux qui en arrivent à discuter avec eux-mêmes en rasant les murs.

– Ils sont nombreux j'ai ajouté.

– Ils sont légion ici, dans l'hôtel. Suffit de siffler depuis la fenêtre et trois têtes surgissent prêtes à tousser leur existence.

– Il doit y en avoir, des histoires.

– Je l'ai déjà fait plein de fois. C'est comme tout, on s'en lasse.

– Vraiment ?

– Oui, vraiment. Quoiqu'en disent les livres, le schéma de la misère n'a pas mille visages. Ils mènent tous au même terminus.

– La peau et les os.

– Des eaux très troubles, c'est le moins que l'on puisse dire.

Il n'avait pas tort Simon et, après en avoir passé l'examen, la solitude et la misère se ressemblent comme deux gouttes de pétrole et les gens deviennent fous, neuneus, timbrés parce qu'ils n'ont plus personne d'à peu près neuf sur qui essuyer leur être – plus personne en état sur qui se délecter d'un tout petit peu de soi. C'est bien connu : la solitude tue. Mais qu'est-ce, tout ça ? Ce ne sont rien que des mots, des avertissements pour paquets de cigarettes avec leur encadré tapageur et vulgaire. Se retrouver face à un établissement de ce genre, en revanche, ça vous fout les tripes en vrac ; ça vous fait rendre vos tracas, vous retourne façon *amnésia haze* – sans prévenir. Un jour vous pensez avoir votre petite idée sur ce qu'est la solitude, une grand-mère un peu seule qui radote, un cousin éloigné qui n'arrive pas à trouver de femme à qui faire des gosses, puis le lendemain vous avez perçu la chair à vif, l'énigme astrale sous le feu des projecteurs, les mâchoires où les dents sont tombées – ce corps qui s'adapte, rien à exprimer, à quoi bon – puis le monde, le quotidien, les jours, les secondes qui vous mâchent à présent, le cosmos qui vous hurle dessus, avec ou sans ses hommes, et surtout sans sommation ; c'est la perception qui change comme devant la première vision d'un cadavre, d'une vieille qui saute par-dessus la rambarde en fonte du sixième étage, tu vois Henri je t'avais dit que je te rejoindrai, et, derrière, télé-achat qui se préoccupe de savoir s'il a perdu un client.

Simon logeait ici depuis bientôt cinq ans. Son air il le trouvait ailleurs sur la planète probablement, quelque part au milieu de tous ces méridiens, ces territoires sur lesquels jamais nous ne poserons un pas – que nous frôlerons au mieux ; ces espaces vierges de nous-mêmes jusqu'à la fin des temps – ces espaces qui ne nous attendent pas. La première nuit entre ces murs, Simon m'avait raconté qu'il était venu s'y coucher sans les meubles, sans la moindre couverture, j'étais à côté, Léo, les clés dans ma poche et pas le courage de rentrer plus loin. Il s'était allongé comme ça, tout habillé sur le parquet flottant, sous les moulures atrophiées par la découpe des vastes pièces anciennes en cages à ancien-franc. Simon était ému. Il s'y était étendu et, magie opérante, m'avait confié l'avoir enlacé dans ses bras son appartement ; enlacé pareil à cet enfant qui voit le jour et avec qui l'aventure s'ouvre pour l'éternité factice – une éternité de paupières.

Le lendemain il avait bien fallu y poser un matelas et, progressivement, l'innocence des lieux avait muté vers cette créature optimale qu'est le confort avec ses casseroles, ses serviettes et son papier toilette. Précisément comme l'homme, le domicile vieillit et s'aventure méthodiquement vers la déchéance. Simon m'avait déjà parlé de ce fantasme premier et je crois qu'au fond nous le partagions toujours : pouvoir se suffire d'un lit au sol, d'un système hi-fi et de quelques livres empruntés çà et là. Tout cela était beau et cliché bien entendu. D'un certain point de vue, nous restions des bourgeois. Il est vrai que certains ont tendance à croire que parce qu'ils travaillent et paient un loyer, l'étiquette de la gente épicière ne les concerne pas. La sueur s'est introduite comme l'indice indétrônable de la vision que l'on se fait de soi-même. Les aisselles comme papier pH de la condition. La bourgeoisie n'est pourtant pas si binaire, elle est œuvre de morale – comme elle l'a toujours été. Combien d'égoïsmes exacerbés par les venelles de l'information avec ses dents qui raclent l'usure ? Avec le temps vient ce désir de vide. Avec le temps, c'est à la nuit que l'on refourgue ses fantasmes, lorsque l'on s'endort, entre deux spasmes, deux cauchemars à venir, se demandant qui l'on aurait bien pu être, certains choix différant. L'odeur est âpre sous la couette. Ça racle. Ça dégoute son propriétaire. D'ambition la vie est un de strip-tease où même les plus fringués finissent à poil. Alors, Simon s'était résolu à s'équiper, comme tout le monde.

Tout cela avait bien failli mal finir. Parce que l'on pouvait désormais cuisiner chez lui, l'idée d'économiser des tunes s'épanouissait en nous comme une tumeur dans les poumons de la lumière. Les rayons noircissent tous les jours à la même heure. Ils suintent leur beauté aqueuse, périssable. Nombreuses sont les nuits où il avait fallu se résigner à les cuire, ces pâtes tardives qui épongent l'âme et ses coins pleins de mal de mer. Tout cela aurait pu mal finir et, même si le rire larguait ses prophéties raisonnables, jamais je n'oublierai l'expression des pompiers, hache à la main, prêts à démonter chaque obstacle vers ce feu minable, à notre image, tandis que deux vieilles pompes à vélo se chantonnaient leur gueule de bois au visage.

Mes souvenirs sont exacts, c'est au moins ça, et il s'agissait d'un vieux cassoulet William Sorin qui traînait sur l'étagère. C'est la faute au packaging, d'abord. Je l'ai toujours trouvé séduisant, tandis que le résultat tient plutôt de la déception promise. Je vais me le fumer j'ai dit, et le temps que je me retourne Simon dormait déjà tout habillé dans sa peau. J'étais seul face à ma casserole et ces plaques en fonte qui ne chauffent rien d'autre que rien du tout. Ça a dû durer dix minutes avant que je m'endorme à mon tour, ne t'endors pas Léo, ne t'endors pas, et heureusement que c'était l'été, et heureusement qu'il avait fallu de l'air dans ce trou à rat sinon quoi on y serait passé. Heureusement qu'on peut y aller, parfois, avec les *heureusement*. Les mots s'usent, leur essence s'effrite. Mais le sens reste, coûte que coûte. Une fenêtre qui nous a sauvés c'est quand même le comble.

Ni une ni deux les sirènes rouges sont arrivées, il doit y avoir quelqu'un, c'est fermé à double tour nom de Dieu, et les coups de hache ont commencé à sectionner la porte, à ouvrir ses gencives façon torture ancestrale. Ça ne vient pas, criaient-ils, et moi qui me réveille comme dans un mauvais rêve, trois pompiers avec la lance, tout l'attirail, et deux flics qui précèdent la gardienne et son visage délavé.

J'en avais pris pour mon grade dans cette histoire et Simon aussi. Tous les voisins l'accusaient d'être un poivrot à deux roubles et que, si l'immeuble avait cramé, on aurait fait la peau à sa famille.

Depuis, nous avions laissé tomber les cassoulets tardifs, trop risqué qu'on se disait. Ce n'était pas le casse du siècle, non, et on préférait digérer de la vigne plutôt que de toucher de près ou de loin à tout ce qui contient de l'électricité et de la chaleur. Cette foutue peur m'est restée, je ne mens pas, et maintenant je ne peux plus sortir de chez moi sans vérifier huit fois si j'ai bien débranché mon confort, fait attention à ce que le rideau ne tombe pas sur mon avenir – ce genre de plaisanteries d'octogénaires qui ont troqué l'existence contre des lingettes javel et leurs chaussons-patins.

Rat #6367

Chanceux les oiseaux qui depuis les ciels prennent leur grandeur. J'envie le zénith comme un homme ses feux de destruction.

Pour nous, impossible de regarder vers les airs. L'humiliation a signé de son sang la dette à notre encontre : jamais nos crânes ne peuvent grimper vers la fierté, se propager pareil à un cri dans un tuyau d'acier – nous ne pouvons rien d'autre que prier pour notre propre oubli.

Pour un monde où ciel et terre enfin seraient renversés.

Mammifère ou noix-de-coco

L'idée n'était pas mauvaise. Même plutôt brillante. Puisqu'il avait décidé de partir léger, Simon n'avait pris que quelques livres pour l'accompagner au Mexique. Parmi d'autres, un certain Arthur Cravan l'eut bouleversé, une sorte de boxeur provocateur, alcoolique et trouble-fête notoire, *le poète aux cheveux les plus courts du monde* – et dont la vie s'était perdue en mer mais avant partout sur terre. Pour créer le tôlé, Cravan distribua sa revue, dont il était le seul auteur, au salon des indépendants de 1914. Sous couvert d'innombrables pseudonymes et avec le but de régler son compte à l'humanité, Cravan s'illustra d'un talent évident en ce qui concerne d'entraver la marche des jours. *Dans la rue on ne verra bientôt plus que des artistes et l'on aura toutes les peines du monde à y découvrir un homme* dit-il. Prophétie authentique, prophétie millénaire. À juste titre, Simon avait lui aussi perçu le vide qui s'était creusé dans notre époque, le manque de presse marginale distribuée comme de vulgaires tracts, le manque d'hommes-araignées et le manque sans majuscule. Il eut soudain pour fantasme d'envoyer au visage de tous les soiffards du faubourg l'image précise de leur condition, d'y trouver la beauté dans le laid, l'exutoire dans le suintant, l'orgasme dans les tonneaux. *Les imbéciles ne voient le beau que dans les belles choses*. Je ne sais pas pour vous, mais quelques femmes pressées, agitées dans les rues en serpentaires, valent parfois plus que tous les paysages de Capri. Il ne fallait que quelques plumes, autant de noms de guerre, et l'histoire pouvait être relancée. Il s'agirait de parler d'ivrognerie certes, mais aussi de sexe douteux, d'arbalètes à fantasmes, de convictions unijambistes, de tout ce que le monde après deux heures du matin contient de répugnant et d'héroïque, de vulgaire et de magnifique. Simon avait déjà poussé la réflexion hors du caniveau et le slogan était bien trouvé : *LA REVUE CONTRE VOUS*. Solliciter quelques amis avec deux yeux, une main et un cerveau, les pousser dans leurs retranchements les plus nerveux : tout cela serait évident. Le plus dur consisterait à réveiller, en eux, le génie que chacun s'obstine à enterrer toujours plus profond sous la pelletée des années.

– J'ai donné rendez-vous à quelques personnes, m'a dit Simon.

– Ah, qui ça ?

– Tout le monde, personne.

Il s'est mis à rire. Un petit rire vicieux.

– Ce sera la revue, il a continué : tout le monde et personne, de bout en bout, anonyme ; un truc pour faire des flammes ou pour encadrer.

J'ai rigolé à mon tour. Il devait mieux la cerner que moi, son idée. Après tout c'était la sienne et, si quelque chose nous appartient sur ce feu de bois, c'est bien ça. Les idées. J'étais curieux. Ce sentiment bizarre, étrange, dernier vestige probable de ce qui nous a détaché de l'enfance. Il avait fallu que je lui donne quelques nouvelles à un moment donné, moi aussi. La soirée de la veille avait été irréelle. Je voulais le tuer Joseph, l'autre guignol et son couteau aussi ; puis Daïga et ses plans minables, cette tour où s'était détruit mon reste d'amabilité pour cette réalité inconcevable qui, en plus d'être sur nos épaules, dévore les restes sur son passage.

Je lui racontais ce que Paris avait vécu, la direction des pipe-lines du statique. C'était quoi, la sept ou huitième édition de *fusion*, déjà, et les choses étaient allées plus vite que la vitesse. Les hommes sont relativement simples à cerner, au fond, et probablement qu'ils l'ont toujours été malgré les révoltes, les coups de poing, les assassinats, les partouzes et les trous de boulettes. Un endroit plus ou moins énigmatique, des lumières tassées et un *sound-system* le plus lourd soit-il : c'est une rave sans la boue, une rave où l'on vient de cuir vêtu – c'est une rave quand même. Wesley n'avait rien inventé que ce contre-pied des soirées parisiennes à la mode. Lorsque les fêtes technos ont commencé à pulluler dans la capitale, personne n'aurait cru que l'on atteindrait ce stade du ridicule. Certains fantasmaient d'être l'initiateur d'un Berghain au bord de la Seine, reprochaient à la ville de ne pas proposer de nuit digne de ce nom – c'est-à-dire de quarante-huit heures au moins –, prétendaient Berlin tellement en avance sur notre cité qu'ils auraient inventé le feu, l'homme, la roue et pourquoi pas l'univers pour tout mettre dedans. De là, le nom des soirées logiquement se la jouaient *cynique* du genre *POSSESSION* ou *ANNIHILATION ALL*. *Fusion* – modeste bras d'honneur lancé au faciès de ces charognes qui, sous prétexte d'être *précurseur*, ne font rien d'autre que racketter les gamins et les paumés avec des verres consignés à dix euros.

Les choses sont allées vite et c'est toujours pareil que la vitesse : ça se traîne. Dès lors que trois cent personnes se poussent comme des veaux effrayés à qui entrera le premier, vous pouvez être certain que la bulle gonfle ; que les choses sont ce qu'elles sont en la matière – c'est-à-dire prévisibles. Panurge était là, sur son bateau, à chaque édition de la *fusion*. Il balançait son mouton par-dessus le pont, chaque soir, derrière les molosses formatés au *pas possible*, et la horde s'harnachait, s'emprisonnait ; et la horde vibrait, et la horde se dévorait, je suis sur liste je suis sur liste qu'on entendait, et peut-être bien que tout le monde y était mais là n'était pas la question.

Dans la queue des clubs allemands, on entend des Français se refiler des mots de passe inexistants, comme si la possession d'un secret ouvrait d'autres perspectives à la mort. Les potes entraient par la porte arrière, l'armée de potes, alors s'il s'agissait de seconde zone ils n'avaient qu'à faire confiance à Panurge – pousser, suivre les autres, toujours. Pousser comme l'on pousse chacun à suivre une voie précise tandis que, les voies, et bien jusqu'à preuve du contraire ça ne ressemble à rien qu'une planète sans éléments.

Le rendez-vous était donné chez Oumar. Il avait fallu redescendre le canal, son eau, ses reflets, ses étoiles qui se livrent bataillent pour s'y voir dans le miroir. Tout ce que Simon regardait, lui, c'était les endroits où il serait bon de poser des affiches quand la revue serait prête. La *fusion*, il s'en tapait et ce n'était rien qu'un nid de cibles potentielles, de motifs à frissonnements orgasmiques, de fritures et de cuisson lente – tout cela était évidemment tabou.

– Avec qui est-ce que t'es rentré hier, j'ai quand même tenté.

Il a commencé par faire comme si de rien n'était, j'avais oublié la beauté de ce quartier, ses hanches, sa pureté – même envahi d'hommes il reste digne. Enfin il a daigné me le confier : c'était le petit qu'il voyait avant son départ, un dénommé Aldo. Aldo comment je ne sais pas. Aldo c'est tout, et je n'ai pas pu m'empêcher de penser que c'était vraiment un aimant à embrouilles, Simon, ces derniers temps.

– Ça ne t'a donc pas suffi ?

Ce qu'il s'est contenté de me répondre s'est enroulé autour du sujet des camps de migrants qui s'étaient installés le long du canal Saint-Martin. Il y avait cinquante tentes et ceux qui font cramer du bois dans des bidons pour se tenir chaud.

– Ça devient sérieux, a dit Simon en s'arrêtant.

C'est comme ça depuis quelques mois j'ai précisé, conscient qu'il ne s'agissait que de détourner le sujet.

– Jusqu'où vont-ils aller ? Il n'y aura bientôt plus de caddies, à Paris, si cela continue.

Comme une du *Parisien*, ça : NE CHERCHEZ PLUS VOS CADDIES, LES MIGRANTS LES ONT MANGÉS. Ils en étaient capables, ces modernes de pompes à clics, plus que capables, et il suffirait d'une collaboration entre un cerveau autoproclamé de la publicité et un rédacteur en chef zélé pour y parvenir. Quant à savoir jusqu'où les migrants iraient, qu'est-ce que j'en savais ?

– Au bout des berges ? J'ai dit.

– Et après ?

– Jusqu'en Angleterre, puis jusqu'à l'Écosse en kilt, qu'est-ce que ça peut te faire ?

– C'est triste, quand même, a dit Simon – et puis le paysage est gâché.

Quel salop j'ai pensé en m'allumant ma dernière cigarette, quel médaillon d'égoïsme, avant de me dire que ce n'était pas pour rien qu'il était mon ami. Il y en a pour qui la vie ne se résume pas qu'à se réjouir en publiant des photos de son assiette au restaurant – à pavaner comme des vases sans eaux. Et puis, qui est celui qui ne pense pas à la mort chaque jour – dites –, à sa petite mort à soi et bien à soi – dites –, à ses petites péripéties de cercueil sous prozac – dites –, à sa satanée tombe avec ses mauvaises herbes – dites –, à sa foutue dalle de ciment posé dans un champ de ruines – dites –, à ce vide incapable d'y venir passer un coup de Kärcher.

Voilà, moi non plus je n'entends personne.

T'es vraiment pas croyable j'ai dit, histoire de garder la face, avant de me résoudre à penser que même les plus grands philanthropes avaient déjà dû être traversés par ce genre de songes, ceux-là à l'apogée de l'égocentrisme, et que ceux qui disent le contraire on devrait leur agrandir les narines avec du bois.

– Léo, ai-je déjà commenté la liste ADN des chemins de boues que sont tes draps ?

Draps ou pas, les histoires passées auraient dû lui suffire. Je ne le connaissais pas personnellement, cet Aldo, j'ignorais s'il s'agissait d'un mammifère ou d'une noix-de-coco croisée avec du botox. Si j'avais entendu parler de quelque chose, en revanche, c'était bien de son frère à la noix de coco. Un sacré timbré, le frère, et qu'il avait cherché Simon partout pour se débarrasser de sa bourre entre ses gencives. Aldo n'a pas dix-neuf ans, à peine majeure m'avais-t-on dit, et que l'autre faisait des rêves où il voyait son frangin en chien de fusil contre Simon. Pas une rigolade. Pas une petite partie de bambou au royaume des cocotiers. Les potes avaient bien insisté, t-i-m-b-r-é, et je n'avais jamais vraiment su si c'est la raison pour laquelle Simon, tout d'un coup, eut choisi d'accélérer les choses et de se replier au Mexique.

T'es vraiment qu'un crétin, tu te fais des films. Le monde des noix-de-coco est un monde stupide, aurait-il argumenté. Sûrement, oui, n'empêche qu'on ne lui aurait pas donné seize ans, à la noix-de-coco ; pas plus qu'une jeune pousse de noix-de-coco. Les jeunes d'aujourd'hui n'ont plus rien à voir avec ceux d'hier, c'était sa justification et je m'en souviens – les jeunes d'aujourd'hui sont bien en avance.

Maintenant ou demain, ce n'est pas une excuse. Toutes les générations sont aussi égarées les unes que les autres. Seul le contexte change. Tu m'ennuies avec tes histoires, Simon, et tu n'aurais pas pu te suffire à être simplement gay, avais-je répondu ? Simplement gay, comme tout le monde. Ce n'était pas la mer à ramasser.

Il avait fallu qu'il s'attaque aux océans.

Rat #6431

Bien sûr les rives de ciment sont bondées d'esprits à lueurs. Tous réfléchissent la teneur de ce corps gris et parfois muet, impitoyable messager des verdicts à barreaux. Combien de destins percés au milieu de l'aquarium des rues ? Combien d'espoirs similaires portés par mille êtres successifs ? Le chantier est trop large pour y céder le moindre doute – le combat se doit d'être mené.

À la force de leur chant les oiseaux ouvrent les brèches.

Maintenant

C'est comme ça qu'on est arrivés Chez Marcel avec Oumar derrière le bar : pas vraiment fâchés, juste un peu froissés. Tu me prends la tête, Léo, et moi qui appuyait sur mes silences comme sur une hémorragie, le temps en suspens et des craintes sur le devenir.

Tout le monde était déjà là. Je n'irai pas jusqu'à dire que ça m'avait manqué. À peine vingt-quatre heures et voilà que je me retrouvais à la case départ avec les mêmes façades à rafraichir. Simon ne me revenait pas en peinture, brandissant son calepin comme un messie prêt à jeter ses quignons de pain en hurlant CECI EST MON CORPS – en ce qui concerne le sang personne ne s'était fait attendre.

Chacun fut d'abord réjoui de le voir réapparaître. Le temps avait creusé son sillon et tout lui serait pardonné. Elliott et Wesley l'avaient déjà croisé la veille, eux, mais je l'ai déjà dit : une fête est une fête, c'est le monde en suspens et les relations qui s'efforcent tant bien que mal à descendre en rappel, tandis que les cordes, elles, ne résistent bien longtemps à l'appel du vide. Joseph était là, lui aussi, à tirer son vernis d'accident, c'était vraiment n'importe quoi hier, et Daïga qu'on assaisonnait comme on sale sa soupe, un vrai traquenard cette petite – l'habitude amortira une fois encore. Il a d'abord fallu que tout le monde trinque puis, après quelques conversations d'usage sur le Mexique et la distance, les choses se sont lentement remises à leur place d'elles-mêmes. Les chaises s'ajoutaient progressivement autour des deux guéridons; chacun y allait de sa petite anecdote favorite des six derniers mois. Les animaux sortaient de leurs trous, de leurs tanières, de leurs baraquements de pierre.

– Où est Couteau a demandé Simon?

C'est Joseph qui a déballé: il était rentré avec Daïga après avoir émergé entre tous les Jean-Noël. Lui avait promis de ramener la voiture à son père, puisqu'elle ne pouvait plus conduire. Quel misérable, mon intuition ne m'avait pas trompé. Il fallait, évidemment, qu'il butine ce même pollen qui m'avait retourné le cœur avec son lasso d'indolence. Un million de femmes, à Paris, et aucun homme capable de dénicher son petit exil personnel.

L'assistance a acquiescé en silence tandis que Oumar apportait une tournée de vodka-get sur son plateau qui avait fait la guerre des mondes. Comment ça va Oumar j'ai dit, et il n'a pas plus parlé que d'habitude – on fait aller. Les jours avaient sur lui l'effet inverse de l'âge et il avait de plus en plus l'air d'une menace qu'on ne veut allumer.

– Des mecs sont passés, l'air baltringue, ils vous demandaient.

Si nous étions là, c'était d'abord parce que Simon nous avait convoqués. Il fallait tous qu'on s'investisse. Voilà comment son discours a débuté. Ses talents oratoires n'étaient plus à prouver et tout le monde a posé sa concentration au centre de son cortex, bien plié à côté de l'encrier. Une revue, oui. Il faudra que vous travailliez sur vos souvenirs, vos impressions, sur cette flaque de salive qu'est notre vie – tout ça mélangé à de la fiction, à des personnages. Il faudra que vous accomplissiez le travail de l'écriture: l'ingratitude de la mémoire et de la plume qui ne répond plus au combiné.

Les choses sont là, j'ai déjà écrit le manifeste, et Simon sorti des feuilles A4 de son calepin, que l'on comprenne où est-ce qu'il voulait en venir. Je n'étais pas contre de nouvelles aventures et, alcool aidant, je commençais à moins lui en vouloir d'être un primate sexuel. Ça va pour moi j'ai dit, j'ai déjà une petite idée, et les autres qui n'avaient pas l'air aussi chaud qu'un fessier au Palace – qui laissaient cependant ouverte la porte de l'envisageable.

– *La revue contre vous*, donc, a repris Simon.

– Très bon slogan a dit Elliott – l'audience de poubelles à verre eut l'air d'acquiescer.

– Vous voulez que je vous lise une ébauche ?

On s'est regardé l'air un peu gêné. Chacun aurait préféré qu'il nous l'envoie, plutôt que de devoir l'écouter, là, autour du guêpier déjà souillé par la bave des récipients.

Pour ma part je voyais plutôt bien même si ça n'allait surement nulle part précisément. Il s'agissait de réunir des textes anonymes et turpides au possible. Simon me confirma que la ligne éditoriale était large comme un amour naissant – ce fœtus de sentiments.

– Ce qu'il faut c'est du présent, la force du *maintenant*, rien d'intellectualisé.

– Ça peut prendre un peu de temps, a quand même dit quelqu'un.

– On s'en fout, du temps. Courrons plus vite que lui.

Le coup de l'anonymat était bien pensé et, s'il y tenait tant, c'est qu'il pourrait ainsi renvoyer le mérite là d'où il vient, c'est-à-dire au fond d'un canal sans fond. Pas de signature. Pas de bienfait. Pas de rémunération. Combien d'écrivains, de haines, de règlements de comptes il pourrait cumuler dans les pages des prochains numéros – le maximum. Il s'agissait de proposer à des auteurs plus ou moins reconnus de transcender les soupapes du musèlement. De servir la souche. La brutalité du texte plein d'erreurs, parlé comme on étale son essence dans un angle éteint. Il y aurait d'abord ceux qui crieraient à l'imposture, tant mieux, que l'air du temps se porte aux injures et à la fin de la phrase bien tournée. Il n'en était rien. Simon nous mit au défi d'en trouver une autre dans le genre, de revue, et j'ai d'abord pensé qu'il exagérait un peu, que son *concept* n'allait tout de même pas couper la tête au roi.

Allons-y j'ai dit, aller où je ne sais pas, avant de me raisonner et de penser que j'avais d'abord un avenir à dessiner – le mien.

Rat #6989

Ses chaussures sont nouées, sa tristesse jusqu'au dernier lacet. Je l'entends, l'homme couvert de nuit qui arrive. La lenteur de ses pas. Sa manière d'ausculter le silence. Je voudrais lever la force de mes frères pour lui engloutir la peau. Arracher ses tissus à la force de nos canines. Y déposer nos spasmes, nos intestins, nos crocs noirs. Le laisser mourir lentement, ensuite, encerclé seul par ses muscles et leur venin.

Son cœur ne bat plus depuis longtemps.

Complexité des colères calmes

Jamais je ne m'étais senti aussi vide. Il arrive des moments où tout semble vous avoir quitté. Un murmure à peine audible. Le vent qui passe sans se faire remarquer. La joie, la volupté, l'amour. Tout peut habiter en vous. Soudain la vie se retire, vous laisse dans sa léthargie la plus vicieuse. Les os sont prêts à craquer. Les muscles sont las, sans force, emprisonnés dans le cercle infernal de l'inaction. L'âme est présente, assiste à sa déroute. Les grenades tombent dans les tranchées de la volonté. Tout explose, s'effrite, s'ensevelit. La terre n'est plus cette surface d'accueil, cette île à la dérive au milieu de l'empire des ondes – elle vous enterre, avale, digère les chairs, les organes et les vertèbres. Il faut réagir, voir la lumière au bout des jours, se dire que le Tout n'est qu'une affaire de roue de fortune. La défaite précède toujours la victoire, dit un adage, seulement parfois la roue tourne, oui, mais polarisée vers le malheur ; aimantée vers ce *je-ne-sais-quoi* gluant, absolument gluant, pareil à un coup de dé truqué jeté au fond d'une arrière-salle litigieuse. La perception est lâchée, seule, dans ce marécage abandonné. Il faut tenter de ressurgir, un peu, un tout petit peu – ce seul léger mouvement qui vous épargne la fin des mondes.

Mais tout coûte. Tout, absolument. Vous n'êtes plus rien. Vous n'êtes plus rien et il n'y a plus qu'à attendre que le Tout se tasse – lui ; que le monde restitue son indigestion, que les sexes s'ouvrent prêts à perpétuer l'humanité une fois encore, que l'enfer se taise pour laisser parader ce guignol d'espérance – que le ciel se déploie, enfin, vers le puits humide de nos existences.

Vous voyez cette fenêtre à gauche. Il faut l'ouvrir, inviter l'air à s'y disperser. Il faudrait être idiot pour s'en priver. Inspirer, maintenant. Se focaliser sur ce mouvement pénible du thorax qui se gonfle d'invisible, se décharge d'évanescence. En bas tout est pareil, identique, semblable à l'almanach qui se défait de ses feuilles, de chaque date vouée à l'échec – les gagne à nouveau, chaque année, pour donner l'illusion d'un petit rien. En vous ce n'est plus de feuilles dont on parle mais bel et bien de souche. De cette radiation sourde qui vous habite, qui vous fait parfois penser qu'il faudrait y mettre des barreaux à cette fenêtre. Un accident est si vite arrivé. Six étages. Non. Rien n'y serait pardonné.

Les siècles aussi qui vous incombent de vous tasser de suite, instantanément. Pour le bien de tout le monde il faut parfois se résoudre à rejoindre sa solitude, là-bas au fond des espoirs. Tu ne vas quand même pas partir maintenant, Léo, on s'apprête à sortir, et les verres qui se solidifient à l'intérieur des paumes, bois un coup, je n'ai plus d'argent pour un taxi ; le métro, vous comprenez, quelques arrêts qui défilent une fois encore. Saint-Ambroise. Voltaire. Charonne. Cette sortie, on sait que les contrôleurs n'y sont jamais. Deux ans tout de même – on les aurait déjà croisés. Le chemin depuis Rue des Boulets est à distance égale que depuis Buzenval. Rue de Montreuil – rue d'Avron. Ce quartier à la gomme est vaguement plaisant, c'est pour ça que je l'aime – on n'y croise jamais quelqu'un que l'on connaît. On peut y faire ses courses en loques et savates. La ville anonyme, quelque part. Esthétiquement inintéressante, quelque peu jouissive pour autant.

Question d'humeur, je suis descendu au dernier moment. Me suis arrêté devant un poème de René Char que la RATP avait oublié de recouvrir depuis le printemps des poètes. Quelle ville j'ai pensé. Jamais je n'aurais pu oublier la lecture du *Marteau sans maître* – je m'en souvenais comme d'un cadenas dont on a perdu la clé au milieu des réseaux sanguins. « *La femme nue, c'est le ciel bleu.* » *L'astrologie a bu l'aquarelle.*

Ensuite, j'ai marché dans la nuit pareil à quelqu'un qui ne sait où aller vraiment. Combien sommes-nous à dériver ? Si nos appartements étaient des refuges, pourquoi pendrions-nous les heures à mourir ailleurs ? Rien n'est à personne, certes, mais encore moins quand les lettres de relance s'y accumulent pareilles à des invitations au nœud coulant.

Deux par deux, les étages s'unissent pour disparaître. Sur quoi peut-elle gueuler en continu, celle-là du troisième ? Sur quoi peut-elle vociférer à jamais ? Elle comble son vide sur les autres, cette sorcière. Ça se sent. C'est dans la voix. Pourquoi serait-ce discret ? On regarde toujours par les serrures, dans ce quartier. La modernité n'a pas creusé son trou de confort. Les mites digèrent la laine au fond des placards. On perce les murs des parties communes par endroits, ici et là, pour y poser des rustines sur sa carcasse à la charpente. Tout est penché, de guingois, et les pleurs coulent péniblement vers le même fond ; s'en vont sécher sous les mêmes plinthes rongées, les mêmes futurs qui ne se dévoilent qu'à moitié – eux-mêmes honteux de témoigner ce manque de surprise, cette fatalité qui se caresse comme un scrupule.

Et puis voilà j'ai regagné mon lit. Il n'y avait rien d'autre à faire, de toute façon. Mes livres eux-mêmes m'effrayaient. Combien de sueur dans ces grammes de papiers – combien d'épreuves endurées, de vies sacrifiées ? Tout était froid, depuis ma chair jusqu'aux draps. Gling. La petite angoisse qui bricole son œuvre. Dehors le monde demeurait allumé, le jaune glissait sous les réverbères. Quelques-uns criaient, avec leurs cannettes aussi froissées qu'un lendemain, et les corps se plissaient derrière les rideaux. Les rats partouzaient sous les arbres, dans le flux paisible de la ville apeurée. Fermez-la ! lançait ce voisin que l'on ne peut subir. Les arabes rétorquaient des sons incompréhensibles. Depuis qu'un bar à chicha avait ouvert ses portes au pied de l'immeuble, le locataire en question devait bientôt mettre fin à ses jours. J'ai mis la tête sous l'oreiller pour attendre que tout passe et puis tout est passé.

Sans but ni espérances, j'ai regagné l'abri des colères calmes.

Rat #7761

Notre existence est cet osselet dans la caverne de pénombre. Dans les moindres recoins elle rebondit, mais trop faible son bruit n'interpelle que le vent.

Fureur et mystère

– Ouvre-moi, LÉO !

Tout m'avait manqué. Du rêve à la forme. De l'insomnie jusqu'au confort. Ç'avait été une de ces nuits dont on se demande si elle a existé. Dix heures, ce n'est quand même pas rien. Lorsqu'on y pense, on se dit que la somme de tout ce qu'il y avait à accomplir est énorme. Dix heures, c'est le temps qu'il faut pour aller de l'autre côté de la planète, derrière tous les méridiens, toutes les tempêtes, toutes ces vies qui vous penseraient fou d'être triste – ces cultures dont nous n'entendrons jamais parler. Dix heures, assez pour mettre le feu à la sphère. Quelques pétroliers au milieu des océans, une allumette et le ciel qui part en sucette, le monde qui fond, le monde comme bouquet final. Prenez ça, bande d'humains, abritez-vous, sortez les extincteurs, les canadairs, les bar-mitsvah – enfin un peu d'amusement.

– Léo, je sais que tu es là ! Ouvre, c'est Daïga !

S'il fallait l'éternité pour comprendre où j'en étais alors l'éternité n'aurait pas suffi. Je n'exagère rien – je ne suis pas un mauvais film. J'étais rentré foutu, accablé sous le poids de la piquette, et la seule chose dont je me souviens est ce spectacle devant mes yeux : tout ressemblait à une plaque grise, sans fin ni relief ; que je devais avoir mâché du sombre jusqu'à en faire tomber mes molaires, cet état précis – trop clair pour l'abandon, trop noir pour la raison – et si je n'avais pas de téléphone, pour une fois, c'était tant mieux. On se passerait des messages que l'on regrette, des déclarations foireuses à des inconnus, de toutes ces prophéties de fin des temps annoncées via les antennes relais par cette tribu réunie de cœurs atrophiés.

Parier sur le vide est le meilleur filon que la vie ne m'ait jamais refourgué. *Du fœtus au fœtus* disait Calaferte, ce voyant, ce Diogène des temps modernes. Tout est égal, pareil, semblable – tout revient au même comme toutes les guerres se valent. Alors voilà, ça s'est passé en quelques secondes à peine. J'ai secoué les bourrelets à l'intérieur de mon crâne, me suis foutu une grosse trempe d'eau dans le désert des tempes et j'ai ouvert la porte.

– Comment as-tu pu !

Ce fut un réveil pas plus désagréable qu'un autre. La porte a peiné à s'ouvrir contre le fatras de chaussures qui lui bloquait les chevilles. J'étais sûr que mon voisin se délectait d'écouter à la jointure. Il se lustrait l'existence à bas prix, sorte de CAM4 de la serrure. J'ai d'abord pensé à lui demander la raison de sa présence, Daïga, avant de me dire que ce n'était pas très original comme question ; que les portes étaient faites pour qu'on y cogne, qu'on y batte des crochets dans le plexus ; si elle venait m'annoncer qu'elle ne se souvenait de rien, je l'aurais volontiers introduite au club.

– Tu fais le mort ou quoi ? À quoi te sert ton téléphone ?

J'eus à peine le temps de rouler une réponse qu'elle s'est ruée vers la fenêtre.

– Ça sent l'enfer, ici !

L'odeur c'est comme les certitudes que j'aurais dû répondre, ça s'estompe six mètres sous terre.

– Je viens de me réveiller, quelle heure est-il ?, j'ai demandé.

– Treize heures.

– Ah.

– Tu peux le dire. Tu te souviens que tu m'avais donné rendez-vous à onze heures, hier soir, avant de partir ?

J'aurais dû commencer par-là : avouer que je ne me souvenais pas lui avoir parlé la veille. Mais alors pas du tout – puis il a bien fallu sauver la mise alors je me suis résigné.

– Bien sûr que si. Désolé.

Son regard a parcouru la pièce comme si j'étais soudainement devenu un de ces guignols figés au musée Grévin.

– T'en as pas marre de vivre comme ça ?

Ce sont des choses qui arrivent j'ai dit, mais des choses qui arrivent selon elle ne devaient pas lui arriver. Elle n'avait pas que ça à esquinter, voilà, et j'essayais au passage de ranger deux trois vestiges qui traînaient, quelques moutons de poussières grossiers et mes plantes tout juste en train de passer l'arme à gauche.

– Quand je pense que j'y ai cru.

– Pourquoi ce ton désespéré ?

– C'est grave, tu sais, d'en arriver là.

– C'est où, là ?

Le temps que je réponde, Daïga était déjà en route pour recouvrir l'asphalte avec ma bibliothèque, C'EST OÙ, TU VOIS OÙ C'EST hurlait-elle, et je n'arrivais pas à croire que tout cela était réel. TU VOIS MAINTENANT, TU VOIS MIEUX, mais arrête, je t'en prie.

– Tu pues le malheur, Léo !

Le moment où tout s'est mis à clignoter est celui où elle s'est emparée de mon édition de *GEL*, de Thomas Bernhard – ne touche pas à ça, repose ça tout de suite. Trois secondes et demie. C'est ce qu'il a fallu pour calmer le jeu et l'inciter à s'asseoir derrière sur le canapé.

Il fut d'abord nécessaire que je la prenne dans mes bras. Deux claques, pour un homme ce n'est rien paraît-il. Il faut se mettre en boule. Faire comme si de rien n'était. Les femmes ont cet avantage : ce n'est pas de la violence, ce sont des sentiments. Depuis la position assise et face à l'appartement, c'est vrai qu'ils ne ressemblaient pas à grand-chose, ces mètres carrés. La mathématique de l'ordre avait rompu son pavillon, tout abandonné dans son naufrage – un mort devait y vivre. Soudain je perçus une feuille dans ma machine à écrire. J'avais dû essayer de griffonner quelques torchons en rentrant. J'ai laissé Daïga dans son déclin, lui ai conseillé de ne pas souffrir tout de suite, de garder cette carte pour le moment propice. Elle m'a répondu d'aller me faire voir et j'ai failli la prendre au mot. Dans la machine, à ma grande surprise, la feuille n'était pas seulement un gisement de ratures. Deux blocs se mesuraient l'un à l'autre et je lisais :

À Daïga

Entre ses dents s'évadent des hordes sauvages de libertés. Le bruit d'un attelage de convictions précieuses rampe à devenir géant. Alors l'indicible se cloître au fond des gorges. Le sourd n'en revient pas de ce monde qui l'attrape par l'épaule. Voici ce qu'est l'amour, me dit-elle, puis le ciel se desserra pour livrer son consentement.

– Les autres ont raison, Léo.

Pardon, j'ai dit, sans même me retourner. Dans l'ordre des choses sans réponse le classement était le suivant : à quel moment avais-je écrit cela ? Dans quel contexte ? Pourquoi était-elle ici ?

Il fallut que j'oublie mes livres qui ronflaient au milieu du macadam. Même s'il s'agissait d'éditions de poches volées chez

Gibert Joseph, je les aimais pour leurs coins cornés – autant de notes à l'intérieur que de fourmis dans mes veines.

– L'amour, non, ça ne te revient pas ? La substance glissante. Les lambeaux dispersés. Toutes ces conneries que tu m'as lancées, le monde qui rétrécit selon ma géographie. J'aurais dû m'en douter ! Je le savais !

Dégringoler est un verbe intéressant. En transitif direct, il décrit cette manière précise de tomber, sur un plan incliné, de façon rapide et désordonnée. Dans le dictionnaire des synonymes, on choisirait à lui substituer le verbe *effondrer*. Ses sens sont lourds de métaphores. On parle de tomber comme un seul homme, comme une armée qui s'effondre, ou de choc psychologique grave – l'annonce d'une nouvelle terrible. J'étais quelque part entre les deux et il fallut bien s'accrocher ici ou là – l'escalade m'a toujours pétrifié. J'ai rouvert mon papier, instinctivement, pour me soustraire à la gravité et j'ai lu, en dessous du premier texte :

J'ai d'abord aimé
la rumeur d'être
aimé quand aimer
consiste d'abord à
devenir sourd

– Contrairement à toi, je me souviens en détail de toutes les bêtises que tu m'as noircie. Je me doutais bien que ce n'était pas toi qui parlais, que ces mots étaient de pauvres fétiches, pâles copies de quelconque auteur qui ressurgissait en toi.

– Tu veux un café ?, j'ai dit.

– Rien n'a jamais été fini, c'est par là que tu as commencé ton spectacle. L'amour est quelque chose de tolérable dans la mesure où il perdure. Mais, car il y a un *mais*, qui ignore encore qu'il fane de plus belle dans la jeunesse ? Je te cite, Léo. Comment as-tu pu m'accuser d'avoir été négligente ; comment as-tu pu mettre sur mon dos tes vices et ta manière déplorable d'envisager l'existence ?

À ce moment, j'ai perdu usage de la parole.

– De là à en arriver à Franck tu es quand même gonflé. Vous êtes bien tous pareils. L'orgueil vend son corps au machisme et l'enfant n'est pas beau à voir. Mes amis, nos amis, tu aurais pu les épargner. Pourquoi est-ce que tu t'acharnes ? Quelles foutaises ! Tu aurais mieux fait de te taire, pour une fois, tu ne sais pas où tu as mis les pieds. Couteau, c'est un homme d'une autre trempe.

Qu'est-ce qu'il venait faire au milieu de sa fanfaronnade, lui, je n'en avais pas la moindre idée – je me serais bien passé d'obtenir une réponse. Une fois encore il a fallu faire comme si tout cela m'intéressait.

– Laisse Couteau tranquille. Qu'est-ce qu'il vient faire ici ?

Daïga prenait son air facile d'incrédulité. On se surprend souvent à se surprendre. Elle m'a regardé, je n'étais clairement pas à mon avantage.

– Tu te souviens de cette histoire, ce bodybuilder australien qui, après un rencard *Tinder* de guignol, a ramené chez lui cette pauvre fille pour coucher avec elle, consentante, avant que tout dérape ?

– Non j'ai dit, *Tinder* ne m'intéresse pas plus que le bodybuilding. Je laisse ça aux paillasses qui pensent trouver l'eldorado dans ce Texas géant.

– Arrête de faire le malin Léo, tu te répètes.

Je lui ai fait comprendre que, si le moindre de mes mots la grattait sous la peau, elle pouvait aussi aller droit au but, une fois pour toutes.

– Lui, c'est ce genre de mec qui passe sa vie torse nu sur les photos, d'une grande puissance ésotérique, tu t'en doutes.

Ils boivent un verre, refont le monde comme deux *rednecks* modernes qu'ils sont, vont dans la chambre, jouissent, puis tout commence à s'enrouler autour du cauchemar.

– Comment peux-tu être si précise j'ai demandé, qu'est-ce que tu sais de tout ça ?

Rarement j'ai vu Daïga exaspérée à ce point chaque fois que des consonnes se bousculaient dans de ma gorge.

– Laisse-moi terminer, tu veux. C'est là où tout devient intéressant. Ce gros blaireau, en habitué des conquêtes digitales, enregistrait toutes ses conversations, tous ses rencards sur son téléphone. En intégralité. Tu imagines un peu le niveau ? Bref, dans ce cas précis, c'est près de deux-cents minutes de conversations ; on sait donc exactement ce qu'il en est, tu saisis.

– Ouais.

– Je peux continuer ?

Je n'avais plus de thé non plus, décidément. Seulement une boîte de ce truc étrange, cadeau qui ne servira qu'aux entrailles des incinérateurs une fois la date de péremption passée : *belle infusion détox pamplemousse.* Un coup de ma grand-mère.

– La fille commence à frapper le mec, s'excite comme une folle. On ne comprend pas trop pourquoi, elle devait être hors service depuis longtemps. Il est près de deux heures du matin. S'ils ont déjà conclu, c'est que la soirée a débuté bien plus tôt. Pas besoin de s'appeler Philip Marlowe.

Il faut le dire : je trouvais son histoire aussi passionnante qu'un tabouret.

– Le mec, soudain, lui demande de partir. Elle refuse. Il l'a force, la prend par la gorge. On entend maintenant la fille le supplier de la lâcher. Il refuse à son tour et l'enferme sur le balcon. *Bad girl* qu'on l'entend lui dire, *bad, bad girl.*

Des histoires comme ça il devait y en avoir une par minute j'ai pensé une fois encore. Je ne voulais pas en rajouter.

– Intéressant j'ai dit.

– Balcon du sixième, donc. Complètement saoule.

– Pas terrible.

– Tout indique qu'elle ne savait pas boire. Sa discussion est décousue, elle met trop de mascara – j'ai vu les photos.

– Quel rapport ?

– Il y en a un, crois-moi. Voilà : elle ne peut pas s'enfuir mais, lassée, essaye quand même. C'est le grand saut. Un gros tas de viande happé dans la gravité des graviers. Fin.

D'accord j'ai dit, ça ne m'en disait pas plus sur la nature de cette conversation. Comme tout le monde, je n'étais pas contre un bon fait divers de temps en temps – il faut bien nourrir parfois l'estomac invisible du voyeurisme – mais, qu'en l'occurrence, elle venait de me faire une scène inouïe pour pas grand-chose.

– Plus tard, comme il se doit, le type a été jugé.

– Coupable ? le contraire ne m'aurait pas surpris. La justice est ainsi faite qu'elle s'occupe souvent de l'opinion au détriment de la logique.

– Le procès a duré deux ans, mais ce n'est pas tout. Dans le jury, une des citoyennes neo-*redneck* convoquée a une passion bien précise : le café. Elle donnerait ses enfants pour vivre de son hobbie. Ce qu'elle aime, cette neo-*redneck,* c'est aller découvrir de nouvelles torréfactions, goûter tous les nouveaux jus que lui propose les *pop-up* de Sydney. Tout ça pour quoi ? Pour pouvoir poster sa petite photo sur instagram : *what a great new arabica at #EastHotSpot – oh lord.* Tout y passe : *machiattos, mocha, caramel expressos* et autres gouttières.

– Notre génération, ça vole de plus en plus haut.

– Tu te souviens des Sopranos, cette scène ou Paulie Gualtieri entre dans un Starbucks, n'y comprend rien et fini par tirer une cafetière en insultant la modernité ?

– Scène incroyable.

– Voilà, on est là-dedans. Et bien, en légende des cafés sur lesquels elle posait des dessins et autres coloriages fascinants, en tant que membre du jury elle racontait ses émois de princesse au pays de la justice. Ses états d'âme. Ses opinions. À cause de ça, le verdict du procès – non coupable – a failli être invalidé, faute d'impartialité.

O.K. C'était une histoire comme une autre et là rien de surprenant. Qu'il y eût des procès bien plus dérangés, que la puissance des réseaux personne ne la déniait – les dernières élections n'avaient-elles pas été dictées par des manipulations ?

– Ce n'est pas tout continua-t-elle. On a découvert plus tard que, de son côté, l'accusé, sous la pression d'imaginer sa vie foutue, réalisait des sondages sur un site de bodybuilding afin de savoir ce qu'en pensait sa communauté – et au passage internet tout entier. C'est une version ultra-personnelle qu'il donnait, détaillée au possible, documentée avec des photos de son appartement, d'enregistrements avec la police, une enquête à résoudre, quoi.

Je commençais à me demander où elle voulait en venir avec son rébus. Heureusement, je la trouvais érotique dans sa colère. Tout cela n'était pas didactique : mon désir réagirait bientôt de manière autonome. J'ai toujours aimé les nœuds sociaux, les nœuds dans l'âme et les nœuds dans les cheveux.

– Je peux t'en raconter une aussi j'ai dit, pris de courage. L'histoire d'un mari sans histoire qui, après avoir épousé une semi-pute vicieuse, devient le souffre-douleur du voisin avec qui il est cocu. On le retrouve mort, quelque temps plus tard, lancé dans sa voiture depuis une falaise, un requin dans le coffre – l'amant travaillait à l'aquarium.

– Aucun intérêt m'a-t-elle dit en me regardant de travers. Tu ne comprends donc rien, mon pauvre.

– Quoi ? Que les bodybuilders dédoublent leur QI dès lors qu'ils utilisent *Tinder* ?

Ce fut un véritable élevage de silence. Les bêtes étaient nombreuses. Il fallut tenter autre chose.

– Que la société n'a jamais été aussi infantilisée ?

Déboussolée, elle s'est retournée. Ses larmes avaient à peine séché. Dans son histoire saccadée, Daïga retrouvait au fur et à mesure son arrogance décisive. Son jean lui dessinait des jambes peu banales, véritables compas de Talos, et ses gestes étaient toujours aussi légers qu'un minuit sans vent.

– La morale, c'est que les gens ne font plus attention aux détails. Tu aimes les polars américains, non ? *Hard-boiled school*, je parierais. Tu sais alors qu'il s'agissait, dans le temps, de mettre des gants quand on allait commettre un meurtre, de faire attention au voisinage ; d'effectuer un tant soit peu de repérage ; de connaître le timing précis et parfait.

– Et alors ?

– Pourquoi s'en est-il tiré, à ton avis ?

Je n'ai rien dit.

– Il s'agit de faire attention à ses mots, aujourd'hui. Où on les publie, à qui on les adresse – cette foule potentielle sans fin ni limite – et surtout au moment où on les dit.

Je commençais à voir clair dans son jeu et je n'aimais pas son petit ton moraliste.

– Toi, tu devrais faire attention à ce que tu bois. Tu ne sais plus ce que tu dis, ces temps-ci, Léo, mais tu n'es pas exempté de l'époque. Tu dois vivre avec la menace de l'enregistrement, que ton sombre double ressurgisse de nulle part, qu'une vidéo douteuse de toi émerge d'une balafre d'internet.

Je l'ai regardé en silence. Ses yeux m'ont répondu. Non, il n'y avait pas de vidéo – c'était pire. Mon ivresse s'était inscrite dans sa mémoire. Des artisans l'avaient taillé dans cette roche neurasthénique. Ils utilisèrent les plus précis de leurs outils.

La fatigue. L'angoisse. L'insomnie. Maintenant, Daïga était déçue. Qu'y a-t-il de pire, ça, que la déception chez les gens que l'on estime? Elle m'avait aimé, un jour, et aujourd'hui tout cela était éteint pour de bon.

– Qu'ai-je fait, Daïga, pour te perdre à ce point?

À peine ai-je eu le temps de terminer ma phrase qu'elle avait franchi ma porte. Elle ne referma pas derrière elle – l'élégance de la fuite. Je pensais à la phrase de Céline, *avec les mots on ne se méfie jamais suffisamment*, et me disais, qu'au fond, elle n'avait pas tort sur quelques détails; qu'il fallait faire attention à ces territoires, aux territoires où je m'enfonçais, froids ou tièdes, une fois l'heure fatidique passée. *On ne se méfie pas d'eux, des mots, et le malheur arrive* dit le fou.

À ce moment précis je ne valais pas plus que ce tas de mie de pain, là, sur lequel s'écrasaient quelques rayons.

*

Trois jours, c'est déjà quelque chose. J'ai plié les feuilles sur lesquelles s'était inscrit l'oubli. Continuer cette lancée. L'ivresse enterre plus qu'elle ne porte, n'empêche que parfois la volupté vous chatouille – ce secret est inviolable. Il fallait que je prenne l'air, que mon oxygène fasse des petits au sein d'un autre monde.

La maison de campagne de Simon n'était pas loin. Sées, c'est le nom de la ville. Une petite bourgade de l'Orne, parfaite en termes d'exil. Quatre mille habitants, pas plus, disséminés entre les vaches et les plans verts. Sinon: rien. Et puis j'avais toujours aimé la Normandie. Elle me rappelait mon enfance, les grands-parents qui jouent à être à Saint-Tropez, en short et chemisette, le pastis devant le bungalow, les toiles cirées bien entendu – ce genre de cliché.

Tout ça, oui, mais sans soleil.

Un vrai domaine. Trop de chambres. Tout le monde était toujours le bienvenu, naturellement. Trois jours. J'en profiterais pour avancer vers autre chose que ma perte sur le plateau du jeu de la vie. Mes dés à moi ne tombent jamais sur six, que voulez-vous.

Case après case, avec ou sans nous, la partie continue pourtant de se jouer.

Rat #7844

Ils n'ont donc rien d'autre à faire que de mourir, les hommes. Rien d'autre à dire que la mort. Je l'observe, celui-là couvert de nuit. En lui rien n'est vivant. Nous sentons ces choses : une terreur sourde s'est emparée de ses organes, de ses réseaux, de son écorce.

Leurs cadavres je les ai déjà vus, ils coulent parfois dans nos tunnels. Ils sont absents avant même de devenir froids. Et ce plaisir étrange qu'ils partagent chaque soir, celui de répandre leur bile dans cette traversée de mouvements aléatoires.

Ne sont-ils trop nombreux, eux aussi ? Ce que l'on nous reproche est insensé. Je les observe. Leur visage idiot. Ces liquides qu'ils lancent à travers leurs crocs. Ils crient. Hurlent. Certains chutent, se retrouvent nez à nez face à la trahison.

Les orages se taisent, eux, après leurs prouesses de scandale. Ils ont compris que le silence est une arme comme les autres.

Squelettes tièdes

Les jours ont fusé comme ça, sans laisser d'indice. Les deux ailes de la maison appartenaient toujours à la famille éloignée de Simon – eux ne s'étaient pas *pervertis* à rejoindre l'Île-de-France, ses banlieues où se casse le temps comme les volontés. Ce n'est pas grand-chose, deux heures de train. On regarde un peu par la fenêtre. On ouvre un livre si la force nous en dit – on dit du paysage qu'il est pittoresque et lui doit bien penser la même chose de nous.

Le soir même, je n'avais eu la force de rien. Simon m'avait dit de choisir la chambre que je voulais. J'étais comme un linge que l'on étendrait sous la pluie. Le monde n'avait plus d'emprise sur moi. Avec ses deux dépendances en plus du bâtiment principal, je n'avais que l'embarras du choix. J'ai choisi celle que je connais le mieux, dans l'ancienne grange. On s'y sent bien, là-haut, à l'étage, les matelas au sol et la poussière en totem, les araignées que l'on renvoie se terrer dans les charpentes en tapant du talon.

J'ai dit à Simon que j'allais écrire un peu, tout juste. Il m'a sommé de lui livrer un papier pour la revue et j'ai bien lu en lui qu'une inquiétude tout autre y menait sa valse dans son ventre plein d'insectes.

– Il faut faire vite disait-il.

Tout cela me paraissait bien précipité mais je n'ai rien répondu. Le manifeste avait été validé par chacun – c'est-à-dire par lui. Je lui ai parlé de nouveaux textes, poésie oui, avant de penser qu'il me fallait envoyer tout cela à Bruno, voir ce qu'il en pense.

– Ne t'en fait pas, j'écris quelque chose.

Simon est resté toute la soirée avec des amis que je ne connaissais pas. Des gens de l'art. De la photographie. Des hommes, enfin. Je n'avais pas envie de me mêler à la fête. Parfois, quelqu'un traversait la cour pour aller chercher du bois dans le garage. J'entendais le calme des étendues, le vide des prairies couchées sur elles-mêmes. C'est joli, l'horizon. Ça ne montre rien que le néant et c'est de ça qu'on le remercie. Par la fenêtre, des sapins en rangées poussaient déjà. On les laissait plantés ici, tranquilles et sereins comme des arbres quelconques, en rang d'union jusqu'à noël. Certains sont quand même du genre malin, en ce qui concerne les méthodes pour se remplir le cabas. Ça doit être dans les gênes, ce genre de choses. J'ai un peu pensé à Daïga, ses longs cheveux qui lui tombent sur les épaules comme un vortex de caresses dociles. Je revoyais ces échecs, mes échecs, qui se bousculaient à la file indienne dans une chorégraphie trop longue. Ce n'était pas encore un *mat*, quelques coups de survie étaient possibles – sortir le fou, C1 vers G5, viser la dame si ce n'est le roi. Il fallait réfléchir, pousser des pièces d'avance, s'inviter à la menace d'une remontée inespérée – imminer des prises en fourche.

Déjà ce fut le lendemain. Ces affaires ne préviennent pas. Je l'entendis arriver, ce nouvel invité. Tous les autres s'en allèrent. Peu après, je percevais des râles de bonheur ; des orgasmes non simulés. Simon rattrapait ici le temps perdu des nuits parisiennes. Après tout, la vie normande était aussi propice à devenir insalubre – la géographie n'est-elle seulement qu'une conséquence de la raison ?

Le manque de possibilité l'avait fait creuser ses désirs sans dispersion. Je me suis fait petit et j'ai réfléchi. Cette fête, Wesley. Cette fête serait la dernière. J'avais promis de lui rendre service. Combien de fois avait-il été là pour moi – je ne pouvais pas refuser. L'argent qu'il m'avait avancé. Et puis, c'était sans risque, je connaissais l'histoire. Seulement voilà, j'avais déjà trop perdu de temps, de secondes, d'abstrait. Ma vie était à cran, à bout, à l'arrêt. Il fallut passer à autre chose et Simon déversait son impatience au fond d'un squelette innocent.

Rat #8299

J'ai le cœur au ventre et je suis vide. Que fabrique-t-il, l'ennemi de mes nuits, avec ses instruments d'acier et de flammes ? La fin de leurs rituels nous échappe. Toutes ces larmes, ces pas dans les autres, ces solitudes qui se convoitent. Tout cela n'a aucun sens.

Quelque part, je les admire d'être capables de se convaincre du contraire.

Vipères en cagoule

Ça a commencé comme une nuit sèche, normale, les gorges ont soif du feu, le vent s'est tu sur le quai souterrain. Wesley, ce que je ne fais pas pour toi. Tout ce chemin. J'aurais pu rester à la campagne. Quelques jours de plus. Quelques jours seulement. Rien d'autre ne m'en empêchait.

Déjà le train – Alstom, le pittoresque. Enfin cette tâche à accomplir. Les vices d'une foule que je ne peux plus saquer. Ça brûle entre mes jambes. J'ai toujours peur que le sachet s'ouvre. Que la substance se frotte aux muqueuses. Ce truc en plein dans le bide. Les muscles se serrent. Le monde se transforme en palette songeuse de flou. De flasque. De foutu. Puis le volcan. La lave. Le basalte. Le magma tout au fond des veines.

Ce n'est pas la première fois qu'il m'envoie là-bas. D'où je viens. Si ce RER était arrivé à l'heure, déjà. Aller-retour. De Paris à Choisy-le-Roi, ce n'est rien d'autre qu'un petit territoire bien serré contre son ombre. D'abord la ligne D comme une dérive. Sa Gare de Lyon, derrière, qui dit adieu aux pauvres. À bientôt. À demain. Les lotissements puis les usines. Enfin les terrains de foot. Les banlieues anxiogènes et les pavillons barbelés. Les voilà, les grosses tours. Y aller, tête baissée. S'enliser. Les enfants qui n'en sont plus. Qui n'en ont jamais été. La meute hurle. Elle hurle les loups égarés – ceux-là avec leurs gyrophares. Ici la géographie s'appartient, se dresse, s'annule elle-même. Sentinelle. Barrage. Un couloir.

– Entre.

Favita, c'est lui que je cherche. On m'a dit que c'est là qu'on le trouvait. Deux secondes, petit. Dis-lui que je viens de la part de Wesley, la *fusion*, il m'attend. Quoi ? Oui. À ce que j'ai compris. Pénétrer dans l'univers en barrette, en gramme. Cette nébuleuse lointaine. Les chiens à grandes-gueules et les muselières. Les bêtes humaines, les vicieuses. Les muscles qui ont frappé, déjà. Qui ont tué peut-être. Les télés, du dernier cri toujours. Les cagoules et les bombes lacrymogènes. Les femmes, ça dépend des fois. Ça dépend du tempérament des âmes. Vipères. Il y a les gros bourrins, ceux qui se traînent toujours avec leurs cagoles. Il y a les plus malins, ceux qui compartimentent libido et poudre à canon. T'es qui toi. *Fusion*. C'est comme ça qu'on m'a dit de m'annoncer. Viens là, avance.

L'appartement est plus grand que ce que j'aurais cru. Je n'y étais jamais venu, dans celui-là. Une odeur de vieux joint tiède et de sauce samouraï – *Fusion* t'a dit. Tu vas nous expliquer. Assieds-toi. C'est moi qu'on envoie. Ouais. Il nous a prévenu. Reste assis.

Qui ? La ferme.

Reste assis.

Rat #8345

Sentent-ils comme nous ces tourments de minuit ? J'entends les cantatrices à soupçon frotter les hommes à leurs énigmes.

Un zoo c'est beaucoup

Combien ? Quinze. De l'espèce. Wesley ne m'a pas mis sur liste. Les escaliers. J'ai mal au ventre. Les sucs. Ce truc entre mes jambes. En taille, ce n'est pas grand-chose. Il ne faut pas s'y fier. Ce produit flingue des chevaux, à ce que j'ai compris.

Tout le chemin du retour, je me suis demandé. Pour qui est-ce qu'ils m'ont pris. Je ne suis pas un des leurs, certes – quand même. J'ai ce truc entre les jambes. Tout cela m'inquiète. Un zoo, c'est beaucoup. Les animaux, les tripes et les peurs vitales. Un accident est vite arrivé.

Tout glisse. J'avance. Les vices d'une foule que je ne peux plus saquer. La danse est rude, déjà. L'effort se serre dans la main, se cloître, les hanches, les jambes, les pieds, le siphon tout est plein. Les corps. Nus. Les corps se frottent. Tout est saccadé. Il me faut un verre. Trouver Wesley. Les torses sont moites. Humides. Le bestiaire est rempli. On sent la joie par tous les pores. On boit les basses, le rythme. On boit le son, le lèche, l'imprègne, on le touche, s'acharne. Son venin. Le boire tout entier, l'aspirer, recracher, tout laisser gémir : la providence, les gosiers saints, le prophète dans les boyaux. Les poils. Les muscles sont à la renverse. On polit le déclin de son voisin. L'un après l'autre. Ne pas glisser. Les corps sous les corps des organismes électroniques. Ses membres.

Ses infrasons. Ses charnières. Tout glisse. L'un dans l'autre. Tout gicle, éclate et s'élève. Les bras attendent le remède qui coule. Se réchauffer l'âme. Extinction des pêchés. On ne se cache pas. Les langues se lient, crissent les unes dans les autres. Aucune mâchoire ne parle. Elles hurlent. Les dents tombent. Flaques. Certains sont flaques. Au vestiaire les âmes dorment.

Wesley. Trouver le *backstage*. La scène, derrière. Ne pas glisser. Ne pas sombrer. Les vices d'une foule que je ne peux plus saquer. Soudain la communion est scellée. On ne se jette plus sur le bar. Il faut danser. Abattre la laitance. Danser. Drainer le sang pour la fontaine à venir. Bouillir la mamelle, le nectar – cette sève qui résonne. Les tuyaux sont bouchés. Pas tout de suite. Ne pas sombrer. Où est-il ? Je vais craquer. La marée monte.

Je ne veux pas être pris.

Rat #8567

Est-ce les démons qui s'emparent de l'atmosphère – est-ce vous – lorsqu'ils dévêtent leur maquillage ?

Une vaisselle de gerçures

Rince-toi, je te dis. Rince-toi, prends un verre. Il reste de la tequila. Qui c'est, lui ? Tout ce que je déteste. Les mille haleines à rafraichir. Croquez les barbillons. Toujours les mêmes. Ces hommes ensemble, les aphtes qui crèvent dans les venelles. Un peu de salive. De la glace. J'ai soif. Toutes ces narines, brasier des arômes, l'amertume de la décrue, du fleuve qui se retire. Qu'est-ce ? L'extinction. L'extinction des commissures – l'archéologie de la perte.

Je n'entends plus rien. Les retours résonnent, se hissent, plongent, tarissent le peu de lumière. L'orifice de la nuit s'est ouvert, digère la robe décente du jour, aspire la matière, les rêves, les espérances ; aspire encore, l'amnésie, l'avarice, joue sur elle-même et propage le temps éteint, les mondes en fusion – le reste de demain. Les insectes se sont rués sur leur proie, et la glace est une torche, et la glace crépite, explose, crève la vasque de température, emporte tout, emporte les destins, libère son dragon sur les sépultures. Il vole, maintenant. Il délivre son chant, son sang, calcine les langues, les paroles, les cils et les souffles. L'épice fond. Elle brûle, brûle, décolle les ventouses qui rattachent le meilleur des hommes à la terre, le fond de la terre, son fond le plus net, précis, noir comme l'éclosion des racines, des poumons remplis de terre, des vulves méprisées par toutes ces naissances blasées qui les esquivent. La gourmandise des chandelles n'est plus. C'est un buffet incendiaire, une vaisselle de gerçures, le festin des cataplasmes – la vie, la vraie, qui reprend son dû.

J'ai fait mille pas l'un dans l'autre presque au même endroit. Mille pas l'un dans l'autre. Le son était encore plus fort ici que devant, face aux intestins des basses en dévotion. La *fusion* avait muté en épouvantail d'elle-même. Une horreur, une hostie, un sarcophage. Sorcière devenue ogre. J'ai chuté sur le côté au détour d'un géant en lanières de cuir. Il portait à son cou le courroux de la nuit, un anneau énorme sur lequel son maître devait apposer sa lanière. Dégage ! Animal ! que j'ai crié, puis j'ai analysé autour de moi, tenté de trouver où ce profane de Wesley avait déposé ses valises d'ossements. Les lumières continuaient de tirer l'une dans l'autre. Les cadavres électriques chutaient avec leur ombre. Là, partout, les bras au ciel réclamaient l'absolution du monde des cercueils en laisse.

Dans la jungle des soirées, la beauté est enterrée quelque part, loin sous les chairs, loin sous les restes d'histoire, les hommages, les barricades et les mausolées. Loin, oui, sous la putréfaction des civilisations éteintes – à jamais oubliées. Il s'agit de n'être que présent, hors temps, c'est à dire violent. En haut, les dieux chuchotent sinon se taisent, pointent la foule du bout de leur sceptre sceptique et chargé de regret – s'interrogent sur la volupté des moments terminés avant d'avoir été, sur l'apport de l'homme à l'homme et de son sexe comme ciment d'une destruction préméditée.

Wesley, je l'avais enfin trouvé. Il était là, vous le voyez, derrière sa grande table. Assis, oui, sur le trône de son aura messianique. Léo, enfin ! Il m'a donné un verre plein d'eau trouble. J'ai bu sans me poser de question. J'avais soif.

Un goût de charbon hissé par les chariots des ténèbres. Dans l'œsophage l'oiseau s'est envolé pour mourir. Depuis quelque temps, le GHB était à la mode à Paris.

Je n'ai eu qu'à le suivre, son univers serait le mien.

Rat #8669

Ce n'est rien qu'un regard du sous-sol sur la surface de ce qu'ils appellent Terre.

Des hommes sans larmes

L'engloutissement ne s'est pas fait attendre. Ma vision s'est brouillée. Je l'ignorais encore. Collé à ma peau, j'ai saisi le paquet. Tiens. Sur la table plusieurs fioles se sont débattues avec la gravité. L'enveloppe était trop bien scellée pour y deviner son contenu. Des fioles, ce n'est pas si dangereux. Si j'avais su que pour mes chairs il n'y avait aucun risque, j'aurais convoqué l'overdose d'oxygène auparavant, bien avant ce présent. L'air avait l'odeur de paradis. Des chaleurs tournoyaient devant mes pupilles délivrées dans la liberté. Le goût du tabac était divin. Je pensais à ma prochaine cigarette avant même d'avoir terminé celle au milieu de mes lèvres. J'ai voulu partir. Je savais que le liquide ferait effet et j'ignorais la dose. Si je devais m'oublier, ce ne serait pas ici, au milieu des totems d'absence, des dons à la déraison, des enjoliveurs de zéphyrs. Tout ce spectacle avait assez duré. Ces soirées d'hommes sans larmes je les connaissais. On dégorgeait sa haine du monde en se clouant des pieux chimiques dans les poumons. Wesley n'a pas eu à me tirer. Soudain je me suis rassis. Maintenant il fallait que je me console, que j'apprécie le moment pour son intimité avec le parfum des voûtes du bleu du ciel, des arbres qui le déchiquettent comme des pinceaux de printemps. Qu'est-ce que tu racontes Léo, tire-toi, dépêche-toi. Ici ce n'est rien que cendres, désespoir du châtiment à venir, de ce lendemain qui frappe à la porte. Des voix en moi grimpaient le long des galeries, escaladaient les vertèbres, la nuque, se sabotaient les unes dans les autres dans le bassin cérébral de l'eau céleste. Détends-toi, je me souviens de ces mots, et Wesley qui me parle, le vent, les chaleurs, le mouvement des frontières qui se dissipent, élégantes comme la danse de l'huile sur l'eau, du prisme qui déforme les rayons venus du passé, du futur, de l'éternité toute entière concertée dans ce moment sans disciple, solitaire, inédit dans le cosmos, dans l'essence de la matière que nous croyons être – vide.

La sortie était là, devant moi, sous le signe vert des issues qu'il est bon de gagner le plus tôt possible. J'ai fait cette chose qui appartient à l'homme plus qu'aux étoiles : mis une jambe devant l'autre, espéré regagner le tumulte d'oxygène dans lequel la nuit baignait ; j'ai tenté de vivre sans y parvenir. Rien d'autre que ce trébuchement sur le tapis de mon âme. Des chants seulement gesticulaient leur présence, s'hallucinaient, s'émancipaient loin du fracas. Sur le balcon où me guidait l'enfer, j'entendais :

Provisoires les herbes grimpent le dos de sang
Les villes entières sont à l'insomnie

Au centre l'homme parodie sa victoire
Tandis qu'autour applaudit le silence

Là, maintenant, j'étais rendu à l'évidence de cette nuit comme un formulaire de flammes.

TROISIÈME PARTIE

Trismus

Pendant un temps on la pense hors d'atteinte cette maladie universelle. On sait bien que l'on va mourir, et pourtant ce jour ne résonne jamais assez fort dans les enceintes du désarroi. Profiter de la vie disent-ils, mais profiter de la vie c'est oublier nos racines – oublier ces roches, ces ressacs où se conjugue notre essence collective.

Pour ma part j'avais bien tenté de vivre et pas qu'un peu. Je m'étais d'abord dit que s'il fallait mourir et bien la mort prendrait son dû. On se le dit tous, ça, qu'elle prendra son dû en temps voulu. Derrière cette idée perverse se cache l'esbroufe du destin, le bluff du karma – le mensonge des avenirs. Je me suis dit que, quitte à vivre, il fallait le faire comme on parade sur une moto, les cheveux au vent et le torse nu sous les rayons. Les routes sont belles. On se sent vivre. Beaucoup, même. On accélère. S'il faut l'avoir cette malchance – ce maudit nid-de-poule – c'est que le destin y avait encore fourré son horoscope. Alors oui on se brûle. Les fougères s'agitent à notre passage. Notre corps se transforme en force, en souffle – en bourrasque. Là. Maintenant. Nous sommes flammes. Notre ombre peine à nous suivre tant nous sommes fulgurants. Voyez comme la vitesse me porte. Je suis rien mais je suis tout. Je suis poussière mais je suis bloc. Et alors quoi ? Et alors j'ai vécu et, même si je meurs demain, j'aurais bu dans la vie sans lui rendre un seul de ses jours.

Tout ça évidemment n'est rien qu'un mauvais téléfilm. On se pense au-dessus de tout – des choses incroyables nous sont murmurées à l'oreille, des espoirs se bousculent pour s'installer dans la chapelle. La vie est stupéfaction, rencontre de carats, baisers de bains-douche et puis voilà et cetera. J'ai d'abord lutté contre ces pensées. J'ai d'abord cru qu'elles n'étaient que mauvais présages, pessimisme latent et facile, puis j'ai laissé faire, j'ai lâché la barre et hurlé aux autans de conduire. Derrière les océans, tout au fond des mers, parmi les glaciers et les torrents, au milieu des journaux, des métros et des fins de mois, j'ai compris que tout revenait au même. Ici et là. Hier et aujourd'hui. Ne s'agit-il pas de caresser ces chapelets d'automnes, ces guirlandes d'orgasmes, de travées malheureuses et de volupté rotative ? Il y a des hommes qui se marient et d'autres qui construisent des courants d'air. Il y en a qui tombent dans le piège de vivre, de tout leur poids, de toute leur force, et d'autres qui flottent, on ne sait comment, dans ces tempêtes de calendrier, ces sirocos d'humanité.

Si je dis que pour ma part j'ai bien tenté l'existence ce n'est pas que ma vie est terminée. Je ne fais partie de ceux qui trouvent un jour ce bonheur de zone pavillonnaire, de treizième mois, de confitures et de progénitures. Toujours est-il que les choses ont changé à la vitesse d'une fumée qui se dissipe. Les choses changent toujours, au fond, elles ne sont jamais tout à fait statiques. Aussi devrais-je choisir le terme *compliqué*. Les choses se sont *compliquées,* voilà, et c'est d'abord parce que j'ai dû me déchoir provisoirement de certaines ambitions.

Demande d'emploi

Au fond, Camille Walzer n'a jamais été un mauvais type. Si on ne se formalise pas sur ses pulsions sexuelles du côté de la rue Saint-Denis, les choses sont correctes : un boulot bien rémunéré, une mère pour ses deux filles et le chauffage central dans la résidence postmoderne. Selon l'homme certaines données ne changent jamais, aussi son amour pour l'amour tarifé devait y être inscrit quelque part dans ce que nous avons été. Bien sûr, le boulot que Camille m'eut offert tombait à pic. Je lui avais demandé si un poste de journaliste était disponible, ces derniers temps, et s'il pouvait me pistonner pour venir me répandre sur cet oracle immobile qu'est BFM TV. Je ne sais comment ni pourquoi, mais j'ai très vite compris que Camille était respecté de ses pairs et de ses patrons. D'abord ça ne bronchait pas, l'actualité ça ne dort jamais bande de crétins, puis les mains venaient se serrer l'une dans l'autre, sans cesse, dans son bureau qui jouxtait l'*open-space*.

Sauf que je ne pouvais pas le voir sérieusement, Camille, depuis que l'on avait fait les neuf-cents coups, il y a des années de ça, et j'en oubliais qu'il était monté haut dans la hiérarchie de la blague – si haut que ce n'en était plus une.

Ça s'est passé comme on vole un livre d'art ou un sandwich triangle, sans difficulté ni rayure. Camille, il faut que je te raconte. De l'argent j'en ai eu – je n'en ai plus. Il y a ce livre que j'ai écrit, comme tout le monde. Quoi ? Je n'en sais rien. Ce n'est qu'un aller-retour à l'envoyeur. Et l'enveloppe timbrée, s'il vous plait. On ne restitue pas à l'œil. Tac. En voilà un autre, de destin de réglé. La production ce n'est rien que de la production, et y'a qu'à peser le nombre de romans qui voient le jour chaque année pour arrêter tout de suite si ce n'est pour soi.

J'aurais pu en prendre un autre, de taudis – on ne vit pas dans ce que l'on ne peut assumer, n'est-ce pas. Je ne sais pourtant si tu la devines, toi, cette petite trentaine qui me menace. Tu la vois ? Sa lame est sous ma gorge et j'ai peur de m'y perdre dans l'abandon. Alors oui voilà ce que sont mes balises : il me faut un emploi. Pas bien grand, un petit suffira. Il me faut vite quelque chose, je ne veux pas remettre ça, les mois entiers dans les salons des autres, les clic-clacs dans lesquels on enfonce nos reins jusqu'à ce qu'il n'en reste rien. Ce regard, aussi, ce regard de mes amis qui évolue, qui change de jour en jour, d'heure en heure vers le mépris.

Du bar, du service, de la livraison, j'en ai déjà trop fait. Certes, l'avantage y est certain : on en sort la tête aussi vide qu'on y est entré – se concentrer ailleurs est possible. Mais il faut parfois savoir s'imposer des limites. C'est important, les limites. Étudiant, je m'étais promis de ne jamais lui ressembler à lui, qui, maintenant encore, se devait de lustrer les chaussures de ces pseudos tout-permis avec leurs billets de cinq et leurs pièces rouillées en bandoulière. Ce type, je me disais au fond qu'il avait mal négocié quelque chose, à un moment donné. Que même en Citroën AX on ne pouvait le rater sans être un peu coupable, ce virage. Au volant, c'est maintenant mon visage que je devine dans le rétroviseur et, force est de constater qu'elle n'est pas donnée à tout le monde, cette manœuvre.

Voici ce que j'avais raconté à Camille : ce jour je le voyais arriver net – net comme l'étiolement des lumières dans la nuit. Alors, je ferais tout pour qu'il m'esquive. Il faudrait s'abriter de l'habitude. Ne pas laisser l'espoir dépasser du corps avachi des rêves. Il faudrait être réaliste, s'attacher à ce que l'on est – oublier ce que l'on veut que nous soyons. Tous ces mots bénins, simples comme la trahison des promesses. Tous ces mots, unis dans la force, en application collective pour des lendemains sans fond de teint.

Je ne lui avais pas menti, à Camille. J'en avais même fait un peu trop. Quelque part, en rajouter ne ferait pas de mal à mon orgueil ; c'était Camille, après tout, et, si l'on partageait des secrets, il n'ignorait pas que nous étions amis. Ce que je ne lui avais dit, c'était la résignation intérieure qu'il fallut opérer, là précisément, dans les entrailles de mon amour-propre, pour accepter ce qu'est le métier de journaliste dit *desk*. Avec un peu de chance, il s'agirait bientôt d'être promu, d'aller faire camper ses ossements devant les ministères et autres bouches d'égout ; d'attendre qu'un quelconque représentant porte-parlottes daigne ouvrir les accès de son château, les pont-levis d'imposture, pour distribuer aux méritants ses éléments de langages comme des guimauves à des enfants. Pareille à une quantité croissante de professions, celle du journaliste politique *desk* est en ça dérisoire qu'elle est jugée sur une tâche qui n'en est une.

Sauf que le job tombait à pic et que je pouvais respirer un peu quant à l'argent. J'en avais essayé un bon paquet, des lessives. Lavage à soixante puis à quatre-vingts. Non. Rien que ces vieux tissus tachés qui en ressortaient – ces dettes futures englouties –, ces notes au bar que l'on ne peut payer. À la longue, le problème n'est pas vraiment de ne plus pouvoir les régler, ces sarcophages, mais de devoir affronter ce vieux syndrome qu'est celui de *réputation*. En ce qui concerne les ragots, chacun sait que les hommes sont capables d'écrire une bible à la seconde. À force de ne plus pouvoir payer, les gens refusent donc votre compagnie, s'inventent des prétextes, j'ai un vernissage tu comprends, je n'ai qu'une invitation, j'ai une soirée au travail – inutile de faire l'aller-retour, on se retrouve après. J'allais dire *on ne sait comment* mais la vérité est ailleurs et, depuis toujours, les cercles sociaux ne se salissent pas de pauvres. Il y a les amis proches, mais dans le genre *restez où vous êtes* les poches trouées sont pires que des flics de bande d'arrêt d'urgence.

Voilà que pendant un court laps de temps, il avait fallu que j'en revienne à ces conserves William Sorin, ces pâtes et leurs accompagnements qui tournent en rond comme des célibataires en boîte de nuit. Tout cela ne pouvait évidemment pas durer – on se fatigue très vite de sa propre fatigue. Alors, la technique primordiale pour ne pas sombrer est de ne pas se laisser aller dans le temps qui flotte, qui hésite, qui rebondit à peine, s'exténue de sa propre présence. Il s'agit de s'avouer vaincu pour demander revanche. Personne ne peut en refuser, de revanche – pas même la vie. Parfois il ne sert plus à rien de se battre. Il vaut mieux tout remettre à plat, repasser les faits avec sa presse-vapeur, envisager un autre itinéraire vers la finalité – vérifier que les plis sont bien droits. Ce n'est pas le pire que de recommencer. Le pire, c'est de croire que tout va bien. Que nous avons fait ce qu'il fallait. Combien sommes-nous à abandonner nos vies au divertissement vulgaire, aux pintes de pacotilles, à ces lueurs de rêves dont la voix diminue de jour en jour ? Combien sommes-nous à nous abandonner aux lundis, aux napperons sales, aux jeans troués, aux flaques d'asphalte, aux non-mercis, à bientôt ; combien sommes-nous à flotter dans le cathodique, dans le parc à crottes, les pistes cyclables et les crèmes antirides. Combien êtes-vous, vous, à rêver de cryogénisation, de stratosphère raccommodée, de naïve supériorité, d'ouvre-boîtes de nacre et de survêtement en peau de nombril ? Les jeux ont cessé d'être puisque les règles n'ont jamais été proclamées. Il y a les *oui* et les *non*. Les *certes* et les *cependant*. Il y a les *mais* et les *ce dont*. Le reste est une attraction de forain : glissez-y cent euros, vous repartirez avec un briquet chinois. Ainsi la pauvreté est une discipline comme on n'en fait plus. Par pauvreté, je ne parle pas d'être pauvre, non, mais de déjouer la routine qu'imposent les courses à cinq euros, les dîners aux mains vides, les rencards impossibles et les métros que l'on ne prend plus. J'en étais là, exactement, et Camille Walzer m'avait sorti de mon trou de plénitude maigrelette, morte de faim et cannibale par-dessus tout.

Certains va-et-vient

Cette porte pèse autant qu'un grand-père ivre. Elle grince, rampe et s'allonge au milieu du trottoir, et il faut désormais entrer, tête baissée au milieu des accusations plus lourdes encore qu'un muet qui a décidé de garder le silence.

Marceau Musilo s'en fout. Denise n'est pas une femme de joie comme les autres. Ce n'en est pas une tout court, d'ailleurs. La rue Blondel grouille de regards trop curieux, voilà ce qu'il en pense, et les cœurs ricochent les uns sur les autres sans jamais s'aimer dans ce monde, n'est-ce pas – les cœurs ne sont rien que des organes aveugles, à l'aumône d'un vieux tambour flasque.

– J'aime ta raie, Denise.

– Mon loup, qu'est-ce que t'en sais ?

Bien sûr qu'il savait. Pas même pour sa raie ce n'était un secret, qu'il l'aimait.

– Ta raie, je n'en avais jamais vu de telle.

– Tu es mignon. Je ne la vois pas en action, moi, ma raie.

– Alors tu peux me croire.

Elle s'est levée vers le miroir vissé trop haut sur le mur pour afficher l'intéressée.

– C'est bête, ces miroirs.

– C'est fait pour les pensées de Raspoutine.

– Pourraient pas les descendre ? Ça aurait de l'allure, ça, un miroir à raie.

Marceau l'avait suivie, introduisait son souffle contre ses épaules. Le marché était dur répétait-elle à qui voulait bien l'entendre, les petits jeunes préfèrent ces beurettes avec leurs jambes qui ne font pas durer le plaisir.

– Mon loup, rhabille-toi.

– Déjà ?

Son temps, Denise y tenait comme à une statuette antique. Elle le cajolait, son temps. Elle l'étreignait, le lutinait au fond de sa gorge de cent vies. Une fois dans l'estomac, le marinage serait efficace. Le temps peut causer des mots de tête – jamais au ventre. C'est une cuillère d'huile que ces minutes et ces années, on en prend une chaque soir, avant de sortir, et tout coule comme depuis ce robinet tordu. Il n'y avait pas une seconde à perdre, non, mais voilà : ce jour-ci, Marceau aurait voulu pouvoir l'observer rien qu'un peu plus, sa Denise.

Ce n'est rien que des mots, *un peu plus*. Il lui avait demandé, *rien qu'un peu plus*. Elle pourrait rester inerte. Il ne demandait que ce rabiot de vie en suspens sur ses faux cils, accroché à ses épaules comme de beaux accoudoirs de velours, à ses grosses lèvres d'où pendent les registres de baisers fossilisés. Lui n'en voulait pas plus : il la voulait statique, Denise. Il regarderait les lianes de lumière descendre sur les falaises de son corps immense ; les faisceaux du désir ranger leurs totems dans le cagibi, là-bas derrière, jusqu'à la prochaine incantation.

– Ce n'est pas le jour, mon loup.

– Encore ?

– Lundi, tu sais bien.

Est-ce pervers que d'aimer le sexe ? Ce n'est en tout cas pas des questions que Marceau se posait. Il chérissait ces va-et-vient spasmodiques qui ne rendent jamais la monnaie. Il aimait se sentir vivre à l'intérieur des récifs de méthane, des hautes-mers uretères, hymnes des strictions – un coup de revolver. Cette fois-ci c'était autre chose. Il lui avait bien dit : du temps, juste. Du temps éteint comme de l'amour vrai.

– Mon loup, tu sais bien.

Marceau rêvait souvent de la femme qui se rhabille. C'est un fantasme récurrent. Un linge après l'autre, les cheveux emmêlés de température. L'apogée de l'érotisme y était enfoui quelque part, dans ces courbes qui se froissent avant de se déplier ; ces jambes qui ploient comme des mats dans les jours infinis et toi, Denise, ton visage, cette lenteur que tu ne concèdes jamais – cette lenteur que je t'apprendrai à aimer.

Bientôt l'argent serait le ticket vers leur exil solitaire. À un moment se disait-il, il faudrait bien que le futur leur concède de sa souplesse.

Elle aurait dû le voir, aujourd'hui, qu'elle était le dernier rempart. Au sein des hommes, les vraies tristesses se devinent comme les cristaux dans du beurre. Il y en a de différentes qualités. Dernièrement, les choses s'étaient compliquées en lui. Disons qu'elles ne lui avaient pas demandé son avis. Le tourment est en ça pervers qu'il n'a besoin de consentement. Le tourment crisse, crisse encore en nous, pareil à une ampoule que l'on doit changer une fois de temps à autre. Le filament est frêle bien entendu, il tiendra le coup quelques jours – voyez cette lumière neuve –, quelques présents successifs tout au plus, et puis ce bruit, celui de l'escabeau qui grince sur les parois des muscles.

Depuis que cette racaille avait surgi chez lui – des hommes, cette fois –, ses songes s'étaient rassemblés en une crainte unanime, corpulente comme un obèse à Venise. Quel sang étaient-ils venus répandre ici ? Ces visions l'avaient plongé loin dans le passé, celle des lumières du Sénégal et de sa mère, dans la paume de sa main. Au fond, il soupçonnait les rats de s'être faits petits pour mieux ressurgir.

Réalité blanche

Cette soirée avait bousculé en moi bien des choses. Je savais que je n'aimais plus les produits, qu'au fond ne se générait rien d'autre que du remords, de l'apathie, de l'emphase perpétuellement déviée vers ce mur inviolable du lendemain. Ç'avait été un sacré voyage que la *fusion*. Les voûtes de la vision s'étaient abattues sur moi, séisme au cénotaphe, pour ne laisser que cette petite lueur, cette chose informe qu'est la conscience amoindrie, boiteuse, irréaliste et cyclope.

Je ne sais vraiment ce qu'il était advenu de ma nuit, pour ne pas mentir. Certainement que j'eus entendu des voix. Certainement que la soirée eut été belle, mais personne ne m'indiquait rien d'autre que de l'absence et un souvenir aussi vif qu'un claque-doigt.

C'était une chance par-dessus les autres qui n'étaient pas nombreuses : pour une fois, Elliott était resté à la *fusion*. En coorganisateur, j'ai d'abord eu tendance à penser que tout cela était logique mais, depuis ses rixes avec Wesley, Elliott avait pris la décision de faire son travail de production et de s'en aller le moment venu. C'est-à-dire qu'il n'assistait plus à la messe. Les enceintes montées, les bars en place, tout le mécanisme rodé de l'inquisition pouvait s'exécuter sans lui. Aussi ce fut une chance me dit-il, une chance tu sais Léo, qu'il soit là pour me sortir du vortex innommable dans lequel j'avais chuté. Je me souviens de cris, d'énièmes cris entre les deux anciens amis, t'es vraiment qu'un taré disait Elliott, tu ne t'en sortiras pas comme ça, cette fois.

*

J'ai d'abord tenté de fuir mais la force n'y était pas. Dans les bras qui me tenaient, je clamais des odes à la ville, au vide, au vent et à la mort. Mes yeux ressemblaient à des œufs qui se battent pour éclore hors de leur nid. Anormal, oui. Si les autres avaient bu eux aussi, j'avais dû m'y désaltérer comme à la source de la légende des sables. Elliott accusa Wesley de mettre en danger la vie des autres et je trouvais d'abord qu'il allait un peu loin. Nous connaissons parfaitement les dispositifs de la nuit – les ciels noirs ne font ménage avec les délicatesses. Aussi ce n'est que quand il mentionna ma bave, ma bave en mousse, ma bave en future stalagmite de cadavre, que je compris que les choses auraient pu échapper à ma destinée – sacrée toi ; que j'aurais pu y passer, simplement, et que s'il n'était pas intervenu, ce n'est pas chez moi qu'on m'aurait retrouvé mais sous un sol sans les marteaux-piqueurs pour lui faire les poches.

Elliott avait parfaitement joué ses pièces. Ses fous attaquaient les deux diagonales larges et le centre du plateau lui appartenait par les cavaliers en retrait. Il céda officieusement ses parts à Wesley qui, à chaque nouvelle édition, devait lui reverser le chèque équivalent à sa présence. C'était ça ou il dénonçait ses combines, les gouttes de produit au fond des verres des filles, les traquenards de désirs où sa raison s'épargnait la mémoire. Jamais je ne l'aurais cru, et c'est à penser que la lune cache bien son jeu, elle aussi, derrière ses apparats d'innocence grisée.

Dans le milieu de la nuit, l'éthique est pareille à cette poupée gonflable trop usée. On la caresse d'abord bien sûr. On imagine cette femme rêvée qui nous agite. Puis vient le moment où le remords se fige ; ce jour où, soudain, pris de répulsion, on s'empare de ce cutter pour cisailler cette baudruche qui nous chuchote sa solitude. Son aura, Wesley ne l'avait pas seulement perdue, il lui avait tourné le dos complétement. De lui ne restait que ce vestige désagréable – le souffle de l'explosion. De lui ne restait que cette ombre fétide, celle de l'homme qui a trop délaissé le jour.

Tout cela m'a d'abord paru exagéré je le répète, mais, lorsque les choses dérivent, il faut savoir user des vents avant de sauter à l'eau. Elliott me raconta ensuite les travers de l'aventure. Ils avaient fait les beaux jours de la capitale deux saisons durant, certes, mais à quel prix. C'était les overdoses à répétitions, les crises d'épilepsie, les gamins à gueules cuirassés et les ténèbres qui envahissent les synapses. Les gens qui vocifèrent, les révulsions partout, les révulsions en diagonale, les révulsions en horizontale et jusqu'au ciel, jusqu'à l'apothéose des gencives détruites, annihilées. Il faut certes de la folie dans une fête mais, quand la folie devient norme, alors la réalité est plus marginale que le rêve – la réalité serait mieux.

Ces dentelles

Tout ce que Marceau voulait c'était la prendre par la main, Denise. Tout ce qu'il voulait, c'était en finir avec cette poussière qui se dépose sur les vertèbres, quand le ciel n'a plus sa balayette. Ma Denise, lui disait-il, pas plus que toi je n'appartiens à personne – partout sur terre le toit exhibe ses mêmes fissures. Son silence enfin, et cette musique de brosse à cheveux qui lui récite son amour.

De mastic et de profession

N'est pas fait n'importe qui à l'usure spectaculaire du temps dit *libre*. Il y a des hommes qui glissent sur l'horaire, le pose sur leurs épaules, s'y confortent, l'occupent comme un pêcheur les eaux fâcheuses ou calmes – aguerri à l'aléatoire de son agrément, de ce que le monde lui doit, c'est-à-dire rien.

Lui n'était certainement pas de ceux-là. Sans mission, sans *fusion*, sans contrats à signer et sans nœuds à défaire, Elliott s'était très vite ennuyé. Il barbotait chez ses amis, s'essayait à quelques médiums artistiques peu convaincants. Le succès des débuts de la fête lui avait imposé de mettre ses projets sur le bas-côté, très bas, celui où flottent les amours pendus et les carrières démolies dans les fantasmes des vingt ans. Il faut choisir une voie, une voie provisoire tu comprends, appuyer dessus, appuyer de toutes ses forces, voilà ce qu'il disait, et nombre de fois il m'avait répété combien il méprisait ceux comme des couteaux suisses dans l'existence – ces couteaux suisses d'à moitié.

Il y a des gens pour qui être une chose ne suffit pas. Il faut que le monde sache, vous comprenez, qu'on ne les confinera pas dans une *case* comme ils disent toujours. Eux s'essayent à tout, ne persévèrent dans rien. Ils sont artistes, mais ils sont aussi créateurs, comédiens, producteurs, chausse-pieds et religieuse. Rien ne leur échappe, et il est toujours de bon ton de leur demander la raison pour laquelle ils ne peuvent se contenter d'une profession. Elliott me l'avait déjà rabâché, il avait noté combien la réponse est toujours la même : c'est *la peur de l'ennui* qui les empêche d'appartenir au commun des mortels. *C'est la peur de l'ennui voyez-vous, j'ai très vite compris que d'attendre que le téléphone sonne n'allait suffire – que d'autres voies s'offraient à moi.*

France 2 avait été le spécialiste, longtemps, de cette caresse docile sur le pelage de ces créatures. Chaque dimanche, on leur consacrait un après-midi entier à parler d'eux-mêmes, de leurs visions d'eux-mêmes, de ce qu'ils pensent de leur reflet d'eux-mêmes et comment les autres n'ont eux-mêmes aucune idée de ce qu'ils sont, eux. D'autres avaient essayé, depuis, avec plus ou moins de succès, d'hériter du talent secret de la chaîne, mais personne n'avait jusqu'ici réussi à hisser la teneur soporifique de son élégance plus haut encore. De toute évidence, le secret resterait gardé.

Depuis, les interviews du milieu, qu'ils soient radiophoniques, télévisuels ou écrits, avaient dans quatre-vingts pour-cent du temps ce caractère pompeux, faussement désinvolte, creux et absolument narcissique. Ne fallait-il pas qu'enfin Narcisse aide à mettre terme à ces temps romantiques ? Cette valorisation de soi était d'ailleurs valable pour les deux partis. D'un côté, l'artiste se sentait rehaussé, écouté – ne prennent-ils pas le temps de boire mes mots – de l'autre, le journaliste écoutait à peine les réponses, pensait déjà à la suivante, projetait dans sa tête les images mentales du montage qu'il pourrait mettre en place.

Elliott, lui, m'avait confié vouloir user de la même stratégie, encore, qu'avec *fusion*. Pour *FAUBOURG*, il trouva une nouvelle marotte et mis à contribution son talent promotionnel afin d'atteindre un lectorat plus large. Le premier numéro eut été un échec. Le contenu n'était pas foncièrement mauvais, mais les désagréments du rendu, résultat d'un imprimeur alcoolique, n'avaient pas joué en notre avantage. Pire, lors de la soirée inaugurale, nous nous étions sentis dans l'entre-soi raté d'un monde que l'on pensait déjà nôtre. J'étais sur le coup, moi aussi, et bientôt devait paraître le second numéro. Les choses, cette fois-ci, se devaient donc d'être différentes et j'en avais profité pour soumettre quelques poèmes qui avaient plu à Simon. De son côté, lui s'était occupé de toute la ligne éditoriale. Maintenant, nous en étions certains : c'était quelque chose. Dans l'excellemment de son art, Elliott organiserait la sauterie et, évidemment, celle-ci se devait d'être parfaitement scandaleuse. Pour ce qui est de moi, les choses étaient lisses comme un été sans femme. Il avait fallu que deux mois s'écoulent pour, qu'enfin, je sois relayé à autre chose qu'à mâcher le flux sordide et infini des dépêches AFP. Les faits furent simples. J'ai d'abord frappé à la porte de son bureau, puis je me suis lancé :

– Camille, je peux te parler deux secondes ?

C'était un mardi, je me souviens. J'aime la neutralité des mardis. Les jours suivants sont toujours trop longs, ceux précédents déjà enterrés. C'en est un que je choisis souvent pour oublier les autres.

– Assieds-toi Léo. J'espère que tu ne m'en veux pas, la direction m'impose beaucoup de directives, ces derniers temps.

En tout et pour tout, nous avions dû déjeuner ensemble une fois et demie depuis mon arrivée. En intégrant l'équipe, je savais bien qu'il n'allait pas s'agir de remuer les hameçons sur les étangs du vide, comme à l'ancien temps. Je savais qu'il faudrait oublier ces parties de *rapido* en plein milieu d'après-midi, les griseries express et les *shots* d'amaretto – avec ça, tu vois, on n'est jamais tout à fait ivre. Tout ça je le savais, oui, mais tout de même.

– Je ne veux pas te déranger j'ai dit.

– Tu ne me déranges jamais m'a-t-il lancé, les yeux rivés sur des hordes de papiers comme des hyènes faméliques.

– T'es devenu ministre dis-moi.

– Si tu savais ce que ça me coûte.

– Je voulais te demander, comment dire.

J'ai hésité c'est vrai, puis j'ai franchi le pas. Le milieu professionnel a tout du saut à l'élastique. On a d'abord peur, on n'ose pas. Une fois dans l'air, c'est tout ou rien : l'extase ou la chair comme un vieux bidon dans le ruisseau d'en bas. La question me taraudait depuis quelque temps et je ne sais vraiment pourquoi. Je n'ignorais pas, cela dit, que c'est sur ce terrain que j'avais mes chances d'une vraie discussion. Lui faire oublier les heures, les dépêches comme des pluies de mousson, sans fin jamais.

– Toi, tu continues de l'écrire, ton essai ?

Ce n'est pas la forme précise que j'aurais voulu donner à mes interrogations, là, au milieu de son bureau lamentable. Je fus pris de court, d'une certaine manière. On a beau penser à comment les choses doivent se dérouler, mettre au point des plans minutieux, parfois le présent se joue de nous, vraiment – nous fait perdre toute crédibilité.

– Pourquoi est-ce que tu me demandes ça ?

Son regard avait changé d'axe pour rejoindre celui des humains.

– Comme ça j'ai dit, je me posais la question.

– Ah ?

– Oui, ça te dérange ?

La porte de son bureau était déjà fermée mais sa volonté de vérifier ne m'échappa. Non, personne ne l'entendrait.

– C'est juste que je n'y pense plus trop. Les choses se sont compliquées, tu sais ce que c'est, entre ça et le reste.

Je l'ai regardé sans rien dire. C'est quoi, le reste ? Le reste c'est le reste et puis c'est tout. La vie c'est ça : une quantité de restes indéfinis, de trucs à faire sans volonté, de trucs à faire parce qu'imposés – de trucs à faire tout court.

– C'est quand même surprenant que tu t'en souviennes.

Si l'on écoute justement les premiers concernés, avec le boulot la moindre des choses est compliquée. Signer un CDI, c'est parvenir enfin à ce but tant convoité, celui d'accéder à l'univers des *c'est compliqué – le temps tu sais – quand j'étais jeune – ah ! à ton âge je...* – quoi ? Il n'y a jamais de réponse à ce *quoi* qu'une suffisance mal incarnée et, enfin, on échange des clins d'œil complices comme si chacun, passé un certain âge, partageait ce secret de catacombes sur la jeunesse. On n'a plus le temps pour ci vous comprenez, alors ça, croyez-moi, qu'on me présente celui qui en est capable. Si j'avais commencé par là, ce n'était pour le mettre mal à l'aise. Camille était mon ami et je n'oubliais pas ce qu'il avait fait pour moi – m'avait tout de même permis de mettre mon inutilité à profit.

C'est juste que deux mois aient suffi pour me rendre compte de la vacuité du monde professionnel comme je le connaissais. On ne peut pas tous construire des fusées, observer des atomes ou produire des camemberts. Certains hommes comme moi, la majorité risquera-t-on, sont abandonnés dans le réel comme des billes sans magnétisme, splendides lueurs sans vitesse. Il s'agit alors de s'ancrer quelque part et tout cela n'a rien de vulgaire. Il s'agit de s'ancrer quelque part, d'espérer un peu, pas beaucoup, tout juste ça, voyez, et puis d'attendre que les choses passent.

Alors voilà on se trouve quelques hobbies, on va à la mer quelques fois, à la montagne, on rend visite à sa famille qui ne nous attend plus, tu as changé dis donc, ce sont les cheveux ? Non, maman, c'est le cœur en vérité, le cœur, mais on oubliera de le préciser une fois encore, préférant trouver des excuses aux fuites qui s'emparent de vos réseaux, de vos ligaments, de vos châssis tout entiers. Les mastiques de la jeunesse sautent tous un par un, à ce moment donné. Pas un plombier pour venir y ressouder un peu de son espoir, de son futur trop cuit, de ce joint plus résistant que la concurrence – qui nous évitera d'avoir à nous lever la nuit, de plus en plus frénétiquement, pour vider la bassine dans laquelle s'échouent au même rythme les gouttes des saisons mâchées.

Il y a longtemps, Camille Walzer m'avait confié travailler à un essai, à côté tu sais, un essai auquel il aurait voulu accorder plus de temps. Mon départ précipité de la chaîne où nous avions été à l'œuvre l'avait motivé à envisager sérieusement sa reconversion dans le milieu convoité des chômeurs. J'aime le terme chômeur pour ce qu'il veut tout et rien dire. À quoi peut-on juger qu'un homme est utile, étant donné que l'on ne s'est toujours pas entendu sur le sens de l'utilité.

– J'ai dû mettre ça de côté, tu sais ce que c'est, je reprendrais un jour.

– Tu en étais où j'ai demandé ?

– J'avais écrit des ébauches, un plan précis.

Camille avait soudain laissé son costume de rédacteur en chef pour celui de chair avec du sang dedans. Il retrouvait ses yeux d'enfants. Je l'ai laissé continuer.

– Il s'agissait d'un essai sur les groupes sociétaux qui tendait à montrer comment le terme de *masse* a été spécifiquement développé pour culpabiliser l'individu.

– Intéressant j'ai dit, même si j'avais déjà entendu ça quelque part.

– L'idée partait de la suivante... Tu as deux minutes ?

J'ai hoché la tête.

– L'idée partait de la suivante : on ne sait pas qui il est, cet *homme de masse*. On nous fait croire que c'est à lui que l'on s'adresse, ici par exemple, sur cette chaîne d'information. Mon boulot est de vous répéter que le contenu ne doit pas être trop développé, que l'attention du spectateur ne dépasse pas *x* secondes si certains codes ne sont pas respectés. Qu'un scoop c'est bien, mais qu'un fait-divers à tiroirs, c'est mieux. L'homme de masse est la nouvelle ménagère, dans un certain sens, mais le problème est qu'on ne sait pas vraiment le définir. Une tranche d'âge, une profession, qu'y a-t-il de plus commun ?

– Ce n'est pas faux j'ai dit. En y réfléchissant, dans le présent les termes de *masse* et d'*individu* ont autant de sens que *cafetière* et *ramonage.*

– En clair : que l'*homme de masse* n'est plus celui qui, esseulé de sa propre condition, rentre les ongles noircis par l'usure.

– Je vois.

En réalité je ne voyais rien du tout qu'un long tunnel qui s'ouvrait devant moi.

– Que si demain nous n'étions plus que dix millions d'humains sur terre, les ficelles seraient toujours grossièrement les mêmes : il y aurait la masse, ceux-là qu'il est bon de pointer du doigt, alors qu'on ne sait rien de cet amas.

– Je te suis j'ai dit.

– Bref, ce que je voulais démontrer est ce vulgaire montage de ce que l'on appelle donc *masse.* Où vit-elle ? Qu'exerce-t-elle ? En vérité, elle va du sans diplôme au doctorant, tout en passant par ce fourre-tout que l'on nomme les CSP +.

– Qu'est-ce que tu veux dire, j'ai demandé ?

– Que nous créons justement cette *masse,* et une vraie, celle de ceux qui ne croient plus en nous – qui méprisent le monde.

Il va sans dire que je n'ai pas pu m'empêcher de lui demander pourquoi restait-il là, à ce poste, s'il en pensait tant.

– Et toi, Léo ? Écoute, s'ils nous haïssent, ce n'est seulement qu'en réponse à leur indifférence a continué Camille.

Le monde est devenu parfaitement apathique, sclérosé par sa propre saturation. Tout cela n'a rien de nouveau.

Je n'en savais pas grand-chose sur ces théories modernes qui feraient de Machiavel un pâté en croûte. Partout, on entendait déjà sur internet les gens hurler à la manipulation, vous là dis donc, et vous là, oui, vous, à l'instrumentalisation, à l'attouchement de la société par ceux qui voudraient continuer de l'asphyxier dans leur mépris. Tout ça m'avait toujours dépassé. Ce que j'en savais est que je n'en voulais rien savoir de plus que la surface grasse des rillettes. On sait bien ce qu'il y a en dessous, on ne le voit pas, et pourtant on ne se pose pas de question – on tartine. Les révolutions ne m'avaient jamais intéressé plus que leurs finalités. S'il voulait faire acte de quelque chose, il pouvait aller porter ses drapeaux sans moi.

– Et donc, qu'est-ce que tu veux dire j'ai répété ?

– Ce que je veux dire, c'est que nous sommes des outils au même titre que le téléphone ou le timbre-poste, à la différence que ce que nous proposons n'est rien d'autre que ce creusement individuel, cette fatigue nécessaire à taire l'impact du collectif. Lorsqu'aujourd'hui un *politique* ou un *expert* mentionne le *peuple*, il mentionne en réalité le *spectateur*.

– En tenant un discours comme ça dans la salle de rédaction, tu te ferais lyncher à la seconde.

Il m'a regardé droit, tâché d'un petit sourire qui trahissait le caractère cruel de ses ambitions – la conversation s'est arrêtée pour dériver sur d'autres futilités sans ressorts.

J'avais trouvé Camille un peu trop dramatique. Les théories comme quoi l'on entendrait ce que l'on veut que l'on entende, je les laissais pour ceux qui estiment que le monde est faux. En ce qui me concerne, le monde a toujours été réel et, par réalité, j'entends source à problèmes et patron du faux-monnayage. Je n'étais foncièrement pas d'accord avec lui, mais il fallait que je me garde de lui dire. Ses yeux brillaient d'une lueur étrange, traduisaient quelque chose de l'ordre de la finalité. D'une certaine manière, Camille devait s'être convaincu d'avoir trouvé sa place dans le capharnaüm contemporain. Par ses convictions hasardeuses, il entendait être plus fin qu'aucun, plus aiguisé quant à l'interprétation du monde pour ce qu'il renvoie dans son miroir. J'étais d'abord surpris, je dois le dire, qu'il ne mesure pas plus ses propos. Le discours était entendu, non pas simpliste mais semi modéré et, mis à part un licenciement pour faute grave, il ne risquait pas grand-chose à s'aventurer sur de tels territoires.

Comme partout, il était de bon ton de se positionner en dehors de ce que l'on est vraiment. Ainsi l'homme moderne devenait bientôt postmoderniste, l'innovation radicale se fatiguerait de l'avant-garde pour regarder vers les ancêtres, les sous-ensembles crieraient leur non-appartenance à l'ensemble, et cetera.

J'ai attendu que Camille termine son monologue à la dérive. Le ton y était, sans aucun doute avait-il travaillé son discours quelque part, devant sa femme, une webcam ou une photo de ses muscles. Le reste fut vaguement convaincant. Fidèle au journaliste qu'il était, la hiérarchie de l'information s'était introduite dans le corps de son propos. Si les prémices eurent pu révéler quelques réflexions intéressantes, la fin n'en fut que plus confuse, perdue entre les vents que je retenais et mon envie de me dissoudre.

Dieu que la cantine était infâme.

Contre le mérite

Ça a claqué comme au cirque Pinder. Vlack! Le nuage de poussière sous le lasso. C'est de la sorte que Oumar l'avait prévenu. Il fallait qu'il reste plus tard, Marceau. La fête était prévue longue, pareille à des heures sur une trappe de métro – j'ai besoin de toi, tu restes, c'est tout.

Il n'avait pas mis longtemps à les reconnaître, ceux-là qui, couverts de sang, avaient surgi dans son appartement en agitant leur ivresse sur des drapeaux. Marceau ne l'avait oubliée, cette nuit en haut de la tour. Depuis des années, sa vie à lui était ce tapis roulant, le moindre écart de rythme se faisait sentir sous les semelles, sous le talon – la moindre vitesse estropiée, non linéaire, était dénoncée aux techniciens du songe. Il avait pensé à ces soldats, à sa mère dont les cris s'étaient tus. Chez lui, il les avait écouté marmonner, ces hommes ivres, avec leurs mots incompréhensibles, leurs doutes en rituels et ces mantras de mort qu'ils s'évertuent à avaler. Moderne est de penser anciennes ces tribus qui dansaient sous les poumons des nuages s'était-il dit, mais en quoi étaient-ils différents, eux, des primitifs ?

Ils se pensaient intelligents, Marceau l'avait perçu, emmitouflés dans leurs certitudes comme des momies sous les déserts. Ils s'étaient crus immortels, transis, tandis qu'ils n'étaient que mensonges. Marceau Musilo n'était pas des leurs : il n'ignorait que le présent condamne à demeurer seul, quoi qu'on en dise et qu'importent les circonstances ; que le présent condamne à la seule compagnie d'une silhouette frêle et découragée. Heureusement que Denise existait. Grâce à elle, son monde prenait un peu de poids, s'affranchissait de ses mollets trop maigres. Grâce à elle, bientôt ce réel ne serait plus le sien – tout cela serait bien loin.

Quelques heures auparavant, ce soir-là le chemin n'annonçait pourtant rien de nouveau – transports, parvis, mains à serrer. Oumar ne lui avait donc pas laissé le choix : la nuit serait longue. Marceau avait été prévenu la veille. Bien sûr, il lui paierait ce supplément, mais combien de temps devrait-il courir après son dû – il le savait déjà. C'est une chose de rester là, au petit matin, seul avec ces créatures à traquer. C'en est une autre d'y être cloitré parmi les hommes et leurs châteaux de cartes. Dans la rue, quelque chose l'interpella pourtant. Des affiches avaient été placardées partout. On y lisait en grande typographie :

CONTRE LE MÉRITE
CONTRE LA LUMIÈRE
CONTRE CE QUI EST VRAI

FAUBOURG
LA REVUE CONTRE VOUS

Au milieu, le dessin massif d'un homme frappant son alter ego. Une droite sévère. Une droite de forain. Marceau était intrigué. Il se demandait qui pouvait se proclamer contre les éléments, contre les rayons que sont la vie – si tout n'était qu'énième posture.

À son habitude, la rue était agitée et paresseuse dans l'inédit. Tout s'y répétait pareil à un cliquetis d'horloges de buffets. Et poussiéreuse, cela va de soi. Les primeurs hurlaient, puis parlaient doucement de leurs souffrances ; les arabes buvaient leurs cafés – quelques-uns dormaient déjà enroulés dans leurs feuilles OCB. Des voitures s'empilaient les unes sur les autres en attendant que quelqu'un les délivre. À l'intérieur, les conducteurs s'étaient transformés en fossiles, ci-gît le siècle, laissaient quelques indices pour les futures générations. Bientôt il serait l'heure des éboueurs du soir et tout le monde tenterait sa chance pour devenir ordure à son tour. Qu'ils sont boue les hommes pensait-il – oui, qu'ils sont boue.

Contre la lumière. Cette idée lui paraissait cependant tout à fait justifiable – contre la réalité. Lui aussi pensait le réel fatigué, essoufflé et asthmatique. Si les autres ne voyaient qu'à travers lui cet homme qui se salit le corps pour vivre, en quoi le réel devait-il être norme ? Marceau était bien d'accord avec ce postulat et, intrigué par ce slogan manifeste, c'est avec surprise qu'il découvrit que la soirée de lancement avait lieu ici même, Chez Marcel. Bien sûr, un tel coup ne pouvait pas avoir germé dans l'impasse cérébrale d'Oumar. Lui ne devait avoir perçu qu'un billet à prendre, qu'une soirée comme une autre avec ses jupes, ses bises et ses orgies de cendres.

Marceau y avait réfléchi à l'étage. En déposant ses affaires, en enfilant cette même tenue de travail souillée, il s'était dit que la réalité n'avait jamais eu besoin de lui. En quoi lui devait-il quelque chose en retour ? Il n'était qu'un homme, c'est vrai, mais un homme est toujours *rien*, c'est-à-dire quelque chose. L'heure était venue de partir une fois pour toutes. De changer de vie, comme on dit. Denise n'aurait pas le choix. Il y pensait fort, très fort. Il fallut développer la bombe atomique pour, enfin, se rendre compte de la supériorité de cette arme enfouie qu'est la volonté.

Race héroïque

C'est comme ça qu'elles sont arrivées les Spice Girls, pas autrement : montées de talons et de fards à en perdre son français. Elles tenaient des gourdins, de sacrés bâtons, et des canifs et des briques pour certaines. Couteau avait été le premier à les reconnaître, qu'est-ce qu'ils font là eux, et toute la colonie s'est retournée – l'écho de nos prouesses avait sifflé aussi haut que l'hélium.

– On t'avait prévenu, vieille truie !

Daïga n'a pas fait la maline. Elle a lâché sa cigarette, est entrée dans le rade, et la bande de carpes s'est mise à faire barrière. Ce n'était pas un mauvais western ou l'énième scénario d'un règlement de compte, c'était ce que c'était : pitoyable. De notre côté, les hommes ressemblaient à une affaire qui a mal tourné. Il y avait des visions doubles et des mots qui ne voulaient déjà plus rien dire, *salopeoroejrk, on va fuzaiojze* ; d'autres s'emparaient de bouteilles vides et d'ustensiles en tout genre, ces objets dans lesquels flotte la vie humaine, pour faire preuve d'un peu de bravoure. Je ne croyais pas plus en cette bagarre qu'au suffrage universel, j'ai dit qu'est-ce que vous faites là et, en tout et pour tout, j'ai récolté comme réponse un silence qui s'annonçait déjà bruyant.

Je l'ai vu tout de suite lui à gauche, avec son débardeur en résille blanche sur sa peau noire – l'effet était saisissant – et sa toque de marin des années cinquante. Il était magnifique, élancé comme un javelot, et dans ses yeux brillait cette lueur de revanche, de sainteté, de violence due et rendue – de prouesse et d'harmonie. C'était lui, Aldo la noix de coco, le gamin que Simon tirait hors des clubs le matin venu. Au bout d'un moment, les mots se sont essoufflés dans le fade du ciel. Depuis des années le jour avait quitté sa roulotte pour de nouvelles aventures. Nous étions là, face à face, d'une part ivres et heureux de lancer la revue, de l'autre ivres et heureux de venir dissoudre des dents.

– Qu'est-ce qu'il se passe ?

– Hein ?

J'ai dit ne t'en fais pas mais j'aurais pu tout aussi bien dire *délicieuses sont les tomates farcies*. Il n'y avait rien à ajouter, en réalité, et je me demandais vraiment pourquoi j'avais eu la bonne idée de convier Bruno Gracian en lieu et place. Une revue m'étais-je-dit, ça ne pouvait qu'être bon pour nos relations. Bruno était curieux de le voir, ce numéro deux – je m'étais abstenu de lui offrir le premier. Là, il pourrait enfin lire quelques rayures dont j'étais responsable :

La terre balance comme une onde liquide
Où campent les milices de futaille

Depuis mille ans les bouches arides
Ne résistent à l'idée de déglutir

J'ai pensé que le thème était approprié puis les mots se sont tus. Quand il n'y a plus rien à dire, c'est à ce moment précis que la poésie opère. Ce sont les restes du langage, le primitif – la souche. Aussi j'ai vu Elliott essayer de calmer les choses, on ne va pas remettre ça les gars, on n'a rien contre vous, nous, mais j'avais de sérieux doutes quant à l'intégrité de sa stupéfaction. Si c'est lui qui avait arrangé leur présence, c'était un sacré génie – ç'aurait été un gros coup. Soudain, j'ai vu la plus panthère de la meute se téléporter devant lui pour chanter son mépris en symphonie. Je me suis dit qu'Elliott était vraiment bon dans son jeu d'acteur, encore une fois, et qu'il se mouillait jusqu'au cou.

CLING ! C'est le bruit qu'a fait la brique qui a traversé une des vitres de la devanture. Simon était là, bras ballant, à ne plus comprendre la définition de la compréhension. Aldo, mon Aldo ?

– Mais vous êtes malades ou quoi ?

Ce qui me rassura est qu'il ne soit pas devenu muet à jamais, Simon. La première chose à laquelle j'ai pensé est qu'ils avaient bien de la chance que Oumar se soit déjà fait la malle, je vous confie le rade nous avait-il dit, vous êtes responsables, et qu'il aurait épluché tout le continent à l'économe pour un peu qu'il ait été témoin de la brique.

– On va pas se...

J'ai n'ai pas eu le temps de terminer. Tout le monde s'est jeté sur tout le monde. La nuit ressemblait à ce pédiluve de piscine municipale qui déborde pour de bon. Autour, les gens s'arrêtaient déjà, sentaient dans l'air les bons clichés à montrer plus tard sur leur deuxième cerveau. Des types décrochaient les affiches de la revue au milieu du café. D'autres se rentraient dedans et se faisaient passer sur le comptoir. On aurait pu y croire, cette fois, à une bagarre de saloon, sauf que le saloon en question c'était un peu comme un arrêt de mort à rebours et pas autre chose.

J'ai d'abord réussi à esquiver quelques objets non identifiés. Je cherchais Daïga du regard et ne la trouvais pas. Qu'est-ce qu'il se passe hurlaient des innocents, et seule l'équipe de Montreuil et moi savions que ces gars étaient à la recherche de leur honneur ; qu'ils le chercheraient partout, ces Hommes, sous chaque table, chaque talon, derrière les futs vides, les insectes et les rats crevés. On ne pouvait pas leur en vouloir, au fond, de poursuivre la seule chose pour laquelle l'espèce mérite de vaincre la vie ; on ne pouvait pas leur en vouloir de s'être organisés, d'être venus fracasser les colonnes à ce passé qu'ils n'avaient pas réussi à étouffer.

Dans certains cas, seulement, nous pouvons nous accrocher à fuir ce présent, à ne pas se laisser marcher dessus par ce satané sablier qui nous ri au visage. Ils l'avaient saisi, le visage de l'affront, de cette nuit qu'ils n'avaient pas digéré ; ils l'avaient saisi pour lui faire du mal.

La réaction fut unanime et on ne pouvait pas faire grand-chose d'autre que de subir, maintenant, le tarot de nos actions passées. DAÏGA qu'on entendait, DAÏGA, et le temps que je tourne la tête, moi-même cloué contre le sol crapoteux, j'ai vu Couteau s'agiter en criant son nom. Sur le coup, je n'ai pensé qu'à ça, j'ai tout oublié, mon foie et les lendemains, pour enfin comprendre combien il m'avait menti. À peine eut il le temps de crier une troisième fois DAÏ qu'un des types l'a retourné face à lui, mes yeux sont témoins, pour lui rentrer un verre à pied dans la joue droite. Il a tiré, pour finir. Il a tiré vers le haut. La suite est interdite au moins de dix-huit ans. J'ai vu sa chair gémir comme un animal que l'on abat. J'ai vu le soleil descendre d'un centimètre dans les décombres de l'horizon. C'était violent. Puis, il s'est effondré à son tour, le faciès d'halloween dans les mains, les hanches ensevelies sous les coups de pieds d'un tigre qui refusait la fin prédite de son espèce. FRANCK j'ai dit, FRANCK, avant que le spectacle de son visage ne mette un terme définitif à la rixe. Les autres ont vite pris la fuite, très vite, avec cette revanche qu'ils tenaient serrée sous le bras. Les côtes cassées, hématomes et cocards à venir ne valaient pas une pièce. Franck, lui, était salement amoindri, et j'ai cherché Simon partout sans trouver un centimètre de son ombre.

Ce n'est qu'après, plus tard, que j'ai su qu'il s'était planqué ; qu'il n'avait pas voulu intervenir face à Aldo et que, pour couronner le courage, on le soupçonnait d'avoir retourné sa veste.

Si sa joue n'avait fait cette grimace, j'aurais parlé de tout ça pareil à l'énième tranche de vent qui s'abat dans une ruelle sans air – j'aurais dit *voilà, c'est tout.* Là, c'était grave, et je me demande toujours si c'était le fruit du hasard ou s'ils l'avaient vraiment reconnu, ce satané Couteau. Qu'il s'agissait bien du même, lui, oui, qui avait emmené la sienne de lame s'enterrer dans la cuisse d'un des paumés, la dernière fois, comme dans un rocher l'épée Excalibur.

En lui quelques fissures

Qu'est-ce qu'il en dirait, Oumar, de ce fatras que Marceau avait laissé ? Il avait pourtant fait de son mieux. La nuit eut été un cauchemar. Il le savait mieux que quiconque : le sang appelle le sang, et ceux-là qu'il avait reconnus avaient remis ça ; pire, les choses n'étaient plus sous contrôle – le gouvernail avait rompu.

Huit ans qu'il s'occupait de le lustrer, ce bougnat. Huit ans qu'il s'occupait à ce que le territoire des rats recule et recule encore ; que cet univers sourd ne s'aventure pas sur les plates-bandes des hommes. Ils n'en savaient rien, eux tous, de ce travail de l'ombre, de cette tâche qu'on lui avait octroyée comme une mission des tréfonds.

La vitre de la devanture avait volée en millions de coupe-gorge. C'est Marceau, personne d'autre, qui dû mettre les gens dehors. Les pompiers. Les gyrophares. Ils étaient tous arrivés autour de celui qu'il avait déjà reconnu. Son visage ne ressemblait désormais à rien d'autre qu'à la mort sur une place de parking. Marceau avait eu le malheur de croiser son regard. Son œil était perdu au milieu du masque. Il avait crié fort, aussi fort qu'une clarté neuve. Maintenant, le silence. À nue, l'orbite laissait paraître le rayon surgelé. On avait donc commencé par l'emmener, la série Z. Ensuite, on leur posa mille questions. On lui avait demandé ce qu'il faisait ici. Il travaillait bien sûr, mais ses papiers il ne les avait jamais sur lui.

Demain, il faudrait qu'il les présente, aucun problème; demain il avait promis qu'il s'y rendrait, là-bas, dans les entrepôts pleins de matraques et de regrets usés.

Il savait bien qu'à cette heure-ci personne n'ouvrirait les portes. Les marquises ont leur horaire, contrairement à ce que certains veulent croire. Les libidos n'ont qu'à se mettre à jour, elles aussi. C'est dans le hall d'immeuble de chez Denise qu'il passa la nuit, à terre, persuadé que c'était un sort qu'on venait de lui jeter.

Sperme glacé

Après ça je ne les ai plus jamais revus, ces mêmes yeux. Il avait d'abord fallu glisser le corps de Franck dans le camion, courage mon Couteau, tout ira bien, et j'indiquais à Daïga que de le suivre n'était pas une bonne idée. Qu'elle attendrait dans les couloirs qui sentent la mort et son sursis, déjà, puisque tous les hôpitaux ont cette petite odeur qui chatouille bien dans les veines, mais surtout qu'elle ne servirait à rien – que nous irions lui rendre visite le lendemain, quand les jambes de la nuit ne seraient plus ankylosées.

– Viens je lui ai dit.

Elle n'avait clairement pas que ça à faire de m'obéir. C'est ce qu'elle m'a fait comprendre, que je pouvais me taire ce serait mieux, et ses yeux étaient rivés sur le camion comme si l'on y avait posé des aimants à chagrin.

– Allez, viens.

En état de choc, les choses sont encore plus compliquées qu'elles n'y paraissent. On lance des mots que même les statues expliqueraient mieux ; on se tente à quelques formules conciliantes, demain est un autre jour, puis les dieux eux-mêmes se taisent pour ne pas en rajouter sur la confiture passée de date que sont les événements.

Je ne l'avais pas vu depuis que mon temps creusait sa tombe à la rédaction, Daïga, depuis que mon livre n'avançait pas – déjà son corps de femme avait changé. Ça ne tient à rien, une apparence. On la laisse mener sa petite vie et voilà qu'on ne se reconnaît plus. Daïga s'était coupé les cheveux au carré. Ça lui changeait l'allure – on aurait dit une de ces jeunes filles qui a emprunté ses traits à une prouesse télévisée. Dieu qu'elle était belle, ma Daïga. Dans ce déclin présent, je n'arrivais à penser à autre chose. Dieu qu'elle était belle : elle était mon désir tout entier.

Au carré les mots non plus ne semblaient plus surgir de la même géométrie. Bien sûr que j'avais vu son visage à Couteau, je n'étais pas aveugle, moi, et si j'en savais quelque chose c'est que les médecins feraient de leur mieux, ils le font toujours paraît-il, et qu'au pire il s'en tirerait avec une sale cicatrice. Je lui ai dit que s'il le fallait je la raccompagnerais, que je ne pouvais pas la laisser comme ça. J'ai tenu parole, composé le digicode de sa porte pour me retrouver à monter ces marches avec elle.

– Rien n'a changé j'ai dit en entrant.

– Pourquoi le contraire ?

– Je ne sais pas, j'ai dit ça comme ça.

C'était une belle introduction en la matière dans le néant de ce que j'avais à exprimer. Couteau s'en sortirait, il n'avait pas marché sur une mine ; il en garderait quelques séquelles, c'est certain, mais pour quelqu'un qui aime les lames une balafre est gage de qualité.

– Tu n'y es pour rien, j'ai glissé à la place.

Daïga s'est installé sur ce grand canapé plein de vertèbres que j'avais toujours adoré. Je n'avais jamais réussi à me souvenir de son nom à lui, le canapé, car il en avait un – c'était un modèle de designer bien connu. Il bougeait selon les goûts, s'agençait comme un serpent dans les jungles bourgeoises.

– Tout est ma faute.

Pour un cliché on ne s'était pas trompé d'espace-temps. Je lui ai dit non, les événements sont par nature incontrôlables, tu sais.

– Léo, mon Dieu… tu as vu son visage toi aussi.

– Le sang ajoute toujours au drame j'ai dit, ce n'est peut-être pas si grave.

Les larmes encore. Les larmes. Elles ne savent jamais se faire attendre, ces petites perles. C'était une vraie panoplie qui coulait maintenant sur ses joues, des rubis purs, des grenats bleus, des grandidiérites, et j'aurais voulu les ramasser une par une pour les ranger quelque part au fond des tiroirs de ma bijouterie – en plein cœur.

Au lieu de ça je me suis avancé vers elle. Mes mains se sont glissées dans son dos comme dans une poche trop large. Son corps, je le sentais, possédait la température d'une extinction précipitée – du futur. Je la serrais contre moi. Au plus profond de moi. Je la serrais pour y défaire les nœuds dans sa conscience. Je la serrais, toujours, et j'aurais voulu que nos os se brisent ; que la matière s'annule en elle-même pour pouvoir la rapprocher encore plus loin contre ma peau.

Nous avons parlé longtemps. Les sanglots coulaient plus bas sur les vertèbres de celui dont je n'arrivais plus à me souvenir le nom. La nuit était noire, très noire je m'en souviens, et nous étions bien, là, seuls à l'intérieur du cosmos, à inspecter que le temps fait bien son travail. Jusqu'à ce qu'enfin, voilà, les larmes cessent – que les bouches se desserrent et que ma langue y caresse la sienne.

C'est ainsi que voulez-vous : le frisson de nos squelettes respectifs s'est entendu, propageant leurs messages dans nos corps harnachés, et la volupté du désir s'empara de ce qui lui est dû pour, enfin, nous soustraire à la réalité. La chaleur de ses muqueuses, je ne sais comment dire, était ce théâtre où se joue les pièces des plus fins fantasmes. La sueur coulait en nous, aussi bien que sur nos rives, nos peaux, nos salives, et nous faisions l'amour, l'Amour, non pas comme si c'était la première fois, mais comme si cette fois n'avait jamais été destinée à être – hors-série orgasmique et ténèbres du plaisir. Je lui ai donné de cet érotisme lent, parcelle par parcelle, jusqu'aux abysses de son sexe, m'emparant du moindre quartier de son épiderme. Ma bouche avait jeté l'ancre. Partout autour d'elle, le léger courant du port la menait le long de ses jambes, de son plexus, de son cou. J'ai saisi le monde entier cette nuit-là. J'ai saisi la géographie sur son trône. Les points cardinaux dédoublés, les directions non découvertes. J'ai frisé ses genoux comme des compas, ses seins comme des serments de luxe.

Je ne les ai pourtant plus jamais revus ces mêmes yeux disais-je. Je ne parle pas de ceux de Franck – non. Bien de celle que j'ai aimée. De celle que j'aime comme chacun aime le dire de celui ou celle qu'il a choisi. Comment aimer vraiment ? Il suffit d'oublier les autres. Un phénomène trop reproduit perd logiquement de son prestige. Tout cela est mathématique. Parce qu'elle est belle, on la copie cette chose, on l'usurpe. L'amour est ce bon livre, ce style nouveau que chacun s'essaiera à essouffler ensuite. L'amour est ce bouquet de mystère qui n'en est un, nullement. Il est reproduit chez chacun, un jour ou l'autre, à différents degrés – et alors ? Comment aimer vraiment, donc ? Ne pas se dire, surtout, ce que je viens de dire.

Oublier tout, enfin.

– C'est ainsi que les choses se taisent.

Ces mots je ne pourrai les oublier. Ce sont ceux qu'elle m'a glissés, ensuite, après m'avoir fait comprendre que demain ne serait plus le même jour. Franck, c'est lui qu'elle avait choisi, je n'étais pas aveugle, et elle ne pouvait être de ceux-là dont les pigments se perdent sur trop de toiles.

– C'est ainsi que les choses se taisent.

Il m'a fallu un temps trop long pour y comprendre quelque chose. Je l'ai regardé partir dans la salle de bain, absente comme une pensée radieuse, congelée dans cette beauté qui ne m'appartient plus. J'ai vu ses jambes disparaître avec la subtilité d'une neige insoupçonnée, ses mouvements grimper l'absence prolongée à venir. Quelque chose s'était déclarée en elle qui devait se taire en moi. Quelque chose n'était plus, et il fallut que j'imagine chacun de ses membres, de ses courbes, de sa géométrie sous les draps de Franck, pour y deviner cette résignation qui s'emparait de mon anatomie.

Rue Blondel, numéro 23

– Qu'est-ce que tu fais, mon loup ?

– Je réfléchis.

– C'est trop long, ça.

– Quoi ?

Son regard était figé sur cette petite table dans l'angle de la pièce.

– Tu sais ce que j'en pense, de réfléchir.

– Et alors quoi ?

– Viens me boire, mon loup.

Marceau avait sorti un carnet de son sac, celui-là où se cachaient ses billets dans les coutures, tard le soir.

– Qu'est-ce que tu fais, dis-moi ?

– Il faut que j'écrive quelque chose.

– Qu'est-ce que tu racontes ?

Maintenant, il sortit une copie de la revue *FAUBOURG*. Il l'a jeta sur le lit. Denise le trouvait plus viril que d'habitude. Il avait beau être plus âgé qu'elle, ses muscles devaient être cachés ailleurs que dans ses bras.

– Tu as bien entendu.

D'elle-même, elle retira ses linges dans lesquels avaient coulé toutes les embarcations du monde. Des traces de vieux sapiens y étaient gravées tout au fond.

– Et ça, tu veux l'écrire ?

Sauf que Marceau était déjà tout absorbé sur sa feuille. Denise posa son corps sur la lumière.

– Ça non plus ?

Ce carillon muet

Il y a des jours où je peux me taire très longtemps. Je longe les espaces, emporte sur mon dos quelques morceaux de géographie, quelques sensations rescapées dans le désert des sens. Quelque chose est arrivée qui vous changera, vous, moi – le monde entier peut-être. Ces jours sont vénéneux. Ils sont précieux, puisqu'ils ne disparaissent aussi aisément que ceux remplis d'ampleur et de châteaux de sable.

Bien rangés au milieu des synapses, des fluides et des courants électriques, ils se terrent ces jours ; ils chuchotent, glissent, diffusent, fragment par fragment, ce qu'ils ont été – pourquoi. On se souvient alors précisément, pensez-y, d'où l'on était exactement, dans quel espace-temps, quel manège, de ce commerçant qui nous disait au revoir et de ces amours provisoires auxquels nous allions dire adieu. On sait pourquoi ils ont été, non pas parce que nous les vivions, mais parce qu'ils furent plus grands que nous ces jours ; qu'ils réussirent à afficher leur supériorité sur l'espèce, les chardons, les champs, les emplois, les villes et le ciment. Elles paraissent interminables d'abord ces heures. Enfin elles s'abandonnent quelque part, ici bien sûr, avec pour seule doctrine d'exister, quoi qu'il en coûte.

Parmi eux fut celui-là : cela commença par un coup de téléphone.

– Simon, c'est Simon.

Elliott avait du mal à s'exprimer. J'entendais Joseph, derrière, empêtré dans une discussion pleine de squelettes et de hautbois. Ils s'étaient rejoints ce matin m'expliquait-il, aucun des deux n'arrivait à rester seul face à lui-même. La nuit avait été longue, après le lancement et les problèmes qui devaient s'étendre sur nos territoires. Et puis, Joseph n'allait plus trop du côté de Drancy, préférait squatter çà et là le canapé des amis, des coquillettes et des futurs sans couenne. Il avait laissé les Jean-Noël à leurs sempiternels programmes télés, à leur incroyable volonté comme un bâton de dynamite. Pour eux, rien n'était insurmontable. C'était justement trop à surmonter pour lui, Joseph. À force de les côtoyer, d'entendre la surface de leurs péripéties aux Jean-Noël, il en avait perdu la foi de se plaindre – ils l'avaient planté là, innocent, face à sa condition de privilégié. Il leur avait pourtant raconté ses histoires, Joseph : sa vie non plus n'avait pas été simple. Combien il admirait cette détermination qui jamais ne s'étiole ; combien il mesurait les épreuves que certaines vies traversent – ces vies dont nous n'avons pas idée. Le principe du mort kilométrique n'était ignoré de personne mais, toujours, appuyé sur les grosses ficelles que sont les mécanismes humains, il fallait parfois le voir en face, ce malheur, l'entendre depuis ses propres sens, pour enfin deviner une parcelle de l'étendue de laideur qu'est l'univers. Les astres brillent, oui, tracent leurs dessins dans les ciels éteints ; nous avons pourtant besoin de colorisation, de technologie, car l'œil seul n'y décèle rien de cette poésie – rien de tout cela ne nous est destiné.

– Quoi Simon, j'ai dit.

La noix de coco. C'était la noix de coco. Il avait bien fallu qu'il continue son manège, Simon, et tout le monde s'en doutait.

Aldo, ce n'était pas un secret, lui avait plu tout de suite. Il n'avait pas dix-huit ans Aldo, peut-être seize, et sa taille était déjà celle d'un géant de sucre prêt à se dissoudre dans une tasse. Il était beau, radieux, et les yeux des humains courraient sur lui dès qu'il traversait les airs sombres de la ville. Il pouvait marcher dans la rue, je l'avais déjà vu, avec l'assurance d'un homme qui a déjà rencontré son avenir pour mieux l'embrasser. Il vivait dans le présent, nul doute, et son présent lui rendait bien sa rondeur, sa souplesse, la désinvolture du temps qui n'échoue pas sur le mauvais récif.

– Il est mort.

*

Il faut du temps, quelques jours souvent, pour inscrire dans la réalité le principe de la disparition d'un proche, d'un ami, d'un perroquet ou d'un porte-clés. J'ai d'abord été surpris bien sûr, comment ça mort, puis j'ai pris ma tête entre mes mains comme dans un film ou face à une angoisse véritable – celle-là que l'on se doit de témoigner.

– Le petit l'a tué.

La vie est une escapade furtive, combien de fois en avions nous parlé, elle consiste à se rapprocher au plus près de la fin sans se faire deviner. Alors non, il ne s'agit pas de se planquer comme un lâche, des masques antipollution sur le caractère et l'armoire à pharmacie pleine de scandales sanitaires. Il faut vivre évidemment, dévorer le ciel à pleine dent, fidèle à la tradition carnivore que nous sommes encore pour un temps restreint ; il faut s'abreuver de la force des souvenirs, des affects, des raclettes en été. Il faut imposer son squelette à la mascarade, jouer dessus comme sur un vieux xylophone de brocante, entendez un peu, entendez ça, jusqu'à ce que les airs sonnent comme des hymnes et les hymnes comme des rituels.

La conversation fut succincte, je n'avais pas envie de rajouter à ma peine la lourdeur des silences et des sanglots. Sans aucun doute, Elliott était abattu lui aussi. Il me raconta le choc. Ce n'était pas possible, non. La mort, cela n'arrive pas tête baissée, comme ça. On se fait renverser par une voiture, un bus – d'accord. Une maladie s'empare de vous, déménage et laisse le lit d'hôpital vacant pour le prochain. Il y a ça bien sûr, les accidents crétins, les bras que l'on perd sous les rames de métro, les ivresses qui tombent dans une plaque d'égout. Tout cela est réel. On le dit : ce n'est *pas de chance*. On meurt en Asie, on meurt en Afrique ; on ne meurt pas là, à Paris, poignardé à vingt-sept reprises par son amant.

– Ils viennent de le retrouver.

– Où ?

– À l'atelier, à Asnières.

Petit à petit, les choses se sont éclaircies. Il a d'abord fallu que je respire un bon coup. L'air n'a pas le même goût selon les étapes que vous traversez. Il y a les airs tapis, les airs prétentieux, les airs en surcharge pondérale et les airs à tête carrée. Le mien n'avait pas même le corps d'un léger courant d'air. Oui, c'était le monde qui avait rétréci.

Après la rixe, Simon s'était discrètement éclipsé avec Aldo. Je ne sais comment, ils ont réussi à se retrouver sans que les armées respectives ne s'en rendent compte. Paraît-il qu'ils avaient pour habitude de s'y rendre à l'atelier, que depuis que le grand frère à la noix de coco avait chanté ses menaces, ils ne se risquaient plus à se rendre chez lui, chez Simon ; qu'ils préféraient marcher un peu plus loin, là-bas derrière les totems de kebabs et les horizons en tour de briques, pour se retrouver au milieu des cuves, des œuvres, sur le toit où le clébard était toujours au rendez-vous.

Aldo raconta bientôt toute l'affaire à la police. Un crime passionnel avançait-il, est-ce un crime ? Il n'était pas majeur, ne risquait pas la perpétuité. Il prendrait dix ans, sept avec une remise de peine, et Simon serait oublié, ses plaies dissolues dans l'infini des homicides en tourbillon, des secrets qui s'évaporent pareils à des bougies dans les torses.

Mais comment en étaient-ils arrivés là ? Une mort, ce n'est pas un chewing-gum. On ne la mâche pas à l'infini, sa fin à soi. On la croque, crack, et tout est terminé. N'allez pas faire confiance aux confiseurs qui vendent le contraire dans leurs églises.

C'est Simon qui avait insisté pour qu'il le suive une fois encore. C'était toujours là-bas disait Aldo, là-bas ou dans cette satanée baraque normande. Aldo commençait à en avoir assez. Il aimait Simon. Il l'aimait éperdument, mais toujours Simon était trop prudent. Son foutu atelier avait-il dit, son atelier et sa baraque normande. Nulle part ailleurs. Ce qu'il voulait dire par là, c'est que depuis ses histoires passées – sa fuite au Mexique et les coups de battes esquivés – Simon était devenu prudent. Il touchait sa passion brûlante avec des gants de cuisson ; enfournait les plats une fois le soir tombé, les rues cuites comme du charbon et le temps enfoui dans les galères de cendres. Simon était trop prudent et Aldo ne le supportait plus.

Ce soir-là avait été la fois de trop, c'est ce que j'ai entendu dire. Simon n'avait pas réussi à échapper à ce destin de clochard, à ce destin d'estropié, de marché aux esclaves – à tout ce que le monde produit d'inconcevable. Aldo l'avait suivi, ce serait la dernière fois l'avait-il prévenu. Simon, mon amour, ce sera la dernière fois. Je l'imagine alors Simon, sûr de lui, balayant les pressions du gamin d'un revers de la paume. Et la noix de coco, son jus, son eau, son liquide prêt à lui rincer la gorge et le désir.

Simon lui avait dit de ne pas le menacer, c'est la version d'Aldo. Maintenant Simon était mort alors, bien sûr, il ne pouvait rien contester. Il lui avait annoncé la fin de leur histoire : Aldo ne voulait plus le voir dans ces conditions. Il l'aimait, Simon, mais il n'en pouvait plus de se cacher, de n'être que le tampon-buvard de son envie, de sa fièvre – de sa faim impossible. Alors Simon ne l'avait pas pris au sérieux. Il avait ri, lui avait dit que la bagarre l'avait amusé. Que l'on parlerait de la revue, le lendemain, dans les médias.

Comme ça, comme on enfile un cuir, Aldo s'est emparé d'un couteau. Il n'y est pas allé par quatre chemins. Une fois d'abord, sous le poumon. Une seconde, à quelques centimètres. Ses yeux, je les imagine plongés dans ceux de son amant, puissant comme l'annonce d'un enfant non désiré dans le coffre humain. Un troisième, celui-là dans l'estomac. Et puis l'urgence. Et puis la démence. Et puis ces sentiments qui nous guident comme des taureaux furieux, comme des chars romains dans la folie des arènes.

Il y en eut vingt-quatre autres, de ces coups de lame dans le corps de Simon. Sa chair était bousillée. De la boue d'homme. Il l'avait retourné, enfin, pour lui planter dans le bas du dos. Qu'y trouverait-il, Aldo ? Quels secrets ? Le sang s'était répandu, lentement et comme on l'imagine, sirupeux et pareil à une boisson trop sucrée. Il avait coulé jusqu'à l'évacuation de l'atelier, celle où toutes les chimies antérieures de Simon se déversaient pour inscrire le papier photographique. Sa dernière œuvre serait totale. Sa dernière œuvre serait révélée, arrêtée, fixée dans les bains les plus purs.

Ensuite, Aldo s'est évidemment dégonflé. Ce n'est pas Shakespeare la vie, le crime moderne. Aldo n'est pas allé clamer sa culpabilité. Il n'a pas chanté les louanges de cet amour qui les attendait.

Il a pleuré d'abord. Ensuite, c'est sous une table qu'il a caché le corps. Il raconta à la police qu'il ne pouvait le manquer cet examen, le lendemain. Des mathématiques, je crois, ou de la physique. Une affaire de chiffres, de temps suspendu. Qu'il eût bien prévu d'y revenir le voir Simon ; que bientôt tout irait mieux.

UNE FIN COMME UNE AUTRE

Il fallut attendre une dizaine de mois environ. Le temps que les choses s'estompent d'elles-mêmes ; que les haleines se rafraîchissent. Il fallut considérer la mort comme la mort, c'est-à-dire comme une disparition ordinaire, et troquer sa tristesse pour quelque chose d'informe. Ensuite, je fis paraître le troisième numéro de *FAUBOURG*. Je ne sais pas ce que c'est vraiment, ce que l'on appelle *mémoire*, puisque tout s'oublie un jour ou l'autre, mais je l'avais fait pour Simon.

La revue avait acquis le statut d'objet culte en deux numéros. Bien sûr le scandale de cette nuit n'y était pas pour rien. Depuis toujours, la légende se taille à coup de glock et de procès plutôt que de génie brut. J'avais reçu des centaines de papiers, de messages de soutien, de philosophie de cuvette et d'envies d'en être plutôt qu'autre chose. Contre son gré, Simon était devenu l'objet d'adoration de tout le milieu gay contemporain. Il fallait un guide à suivre pour chaque époque, Simon serait celui du milieu autoproclamé d'*avant-garde*. Dans tous les cafés et toutes les fêtes où il avait été connu, on parlait de lui comme du nouveau Ginsberg.

Il y avait ceux qui racontaient à qui voulait bien l'entendre qu'ils l'avaient bien connu Simon et, toujours, j'étais surpris par ce penchant morbide qu'est celui de se proclamer plus proche qu'on ne l'a été d'un défunt. Allez savoir pourquoi : vivants, les hommes sont toujours moins intéressants que réduits à l'état de cendres. Simon, voyons. Simon ci et Simon ça. Moi, je m'en fichais comme d'un vieux rhume de ces nouveaux humains. J'allais le faire paraître car c'était son ambition, c'est tout, et qu'il aurait aimé qu'il en soit ainsi. J'allais le faire paraître et puis salut, Simon, tu resterais là, quelque part dans un coin de mon encéphale, à frapper à la porte quand tu t'ennuies ou que tu cherches un briquet.

Les souvenirs sont comme des prisonniers. Il y en a tant, on ne fait plus vraiment attention à eux.

Toujours est-il qu'au milieu de toutes ces lettres je fus frappé par ce courrier anonyme. Dedans, l'auteur narrait la vie d'un pauvre homme destiné à tomber amoureux d'une fille de joie. Le style était surfait dans sa fausse modestie – j'avais quelque peu réécrit le texte. On y lisait des phrases telles *jamais je n'aurais pu croire que la vie était en tout point identique à celles de rongeurs funambules*. C'était drôle. Bien assaisonné. L'auteur y décrivait la vie des rats, comment il passa des années à les chasser, à les incinérer, à en découper des portions dans des flacons de formol. Il y faisait des confessions perturbantes, avouait en avoir déjà goûté, mais tout cela ne tenait pas debout, évidemment. La narration était pourtant là, pressante et désamorcée dans sa solennité.

Paris se résumait selon lui à se terrer de trou en trou, de lumières boiteuses en tanières infestées de suspicions. Voilà : nous étions en tout point semblables à ceux qui couraient dans les bacs à sable, la nuit tombée, là où le jour pataugent les générations futures. L'analogie était bien connue, il faut l'admettre, mais la violence du propos laissait surgir quelque chose de vigoureux, d'atypique. Je l'avais donc publié après quelques corrections, supprimant seulement le dernier paragraphe qui, selon moi, ternissait tout le récit. C'était trop, vraiment, et pourtant je m'en souviens parfaitement.

Si j'ai passé ma vie à chasser les rats, je le regrette aujourd'hui. En quoi changeraient-ils leurs habitudes, quand nous-mêmes coexistons sur nos abandons ? Avez-vous vu ce qui flotte sous vos villes ? Il suffit de le sentir, mais je ne vous ferai pas ce plaisir. J'ai parlé de mon amour pour cette femme. Je l'entends, au moment où j'écris ces lignes, gémir de ce faux plaisir dans lequel les hommes ont bâti leur emprise.

J'écoute. Je suis attentif toujours. Je l'aime, pourtant. Si vous saviez comme je l'aime. Je suis fou d'elle. Ce n'est pas du désir, non, mais de ce vide qui s'annule à deux. J'attendrai. J'attendrai qu'elle termine et nous nous en irons. Les rats, quand leurs terriers sont bouchés, laissent tout derrière eux, les faibles et les enfants, s'en vont mâcher la vie dans les surplus d'ailleurs.

C'est elle, mon ailleurs. J'aime son corps pour sa beauté et sa misère. Je l'aime pour ce qu'il transpire de vérités. Je les bois, ces vérités. Je lui perce les doutes et les angoisses. En échange, elle me caresse l'illusion. Réunis ensemble, je veux croire que nous formons une trêve. Bientôt nous nous roulerons dans vos ciels, partout au milieu de vous. Je suis là, dans des escaliers maudits de noirceur, et je pense à tous ces kilomètres, ces étendues qui depuis si longtemps nous attendent.

Mon père disait que l'espoir naît de la lumière seulement. Je ne parlerai pas de lui, cela vous ennuierait. Ce que je sais, aujourd'hui, est qu'il a passé sa vie à piétiner la vérité. De la lumière ? Jamais quelqu'un n'avait osé avancer telle légende.

Prends ton temps, ma Denise. Serre-le fort.

Les hommes, tu sais, ne savent rien faire qu'attendre.

Table

Imprimé en France par CPI
Mise en pages par DV Arts Graphiques à La Rochelle
Dépôt légal : août 2019 – N° d'impression : 153764